Larsen/Rosmann-Reif

Skoliose – Aufrecht durch Bewegung

Die Autoren

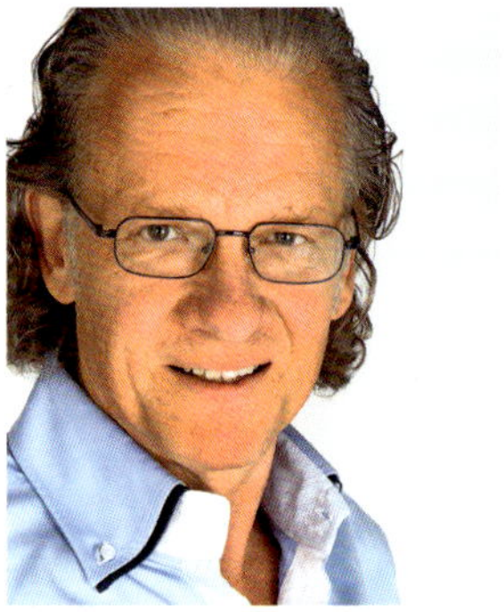

Dr. med. Christian Larsen, 1956 in Basel geboren, ist Arzt und Mitbegründer der Spiraldynamik®. Beobachtungen an Neugeborenen, Spitzensportlern und sich selbst brachten den jungen Arzt auf die Genialität perfekter Bewegungsführung, aus welcher er mit einem Forscherteam die anatomische Gebrauchsanweisung für den eigenen Körper entwickelte. Dieses Wissen will er weitergeben, als Arzt, Forscher, Sportler und Mensch. Er ist verheiratet mit der Künstlerin Claudia Larsen und lebt mit ihr und den Zwillingstöchtern in der Nähe von Zürich.

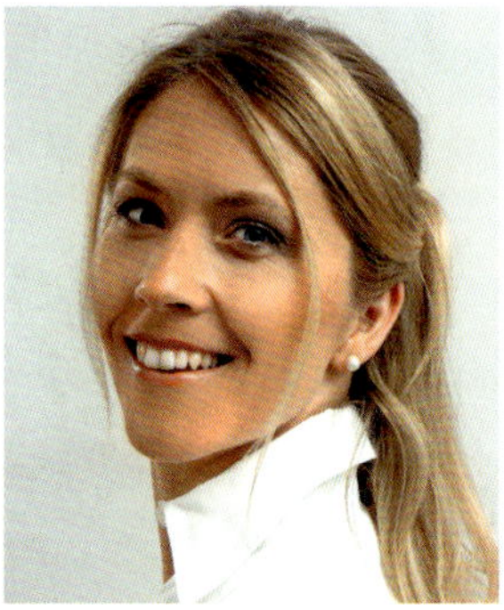

Karin Rosmann-Reif ist Physiotherapeutin und Heilpraktikerin mit Spezialisierung auf Skoliosetherapie. Während ihrer Praxis stieß sie am Med-Center in Zürich auf die Spiraldynamik, die seither neben der Naturheilkunde einen wichtigen Schwerpunkt ihrer Arbeit darstellt. Im Herzen von München führt sie eine eigene Praxis. Persönliche Erfahrungen mit der Skoliose bereichern ihr therapeutisches Wirken.

Ein Danke von Herzen an Claudia Larsen für ihre Fotokunst und an Stefan Reif für seine Geduld und Unterstützung.

Dr. med. Christian Larsen
Karin Rosmann-Reif

Skoliose – Aufrecht durch Bewegung

Die besten Übungen aus der Spiraldynamik®

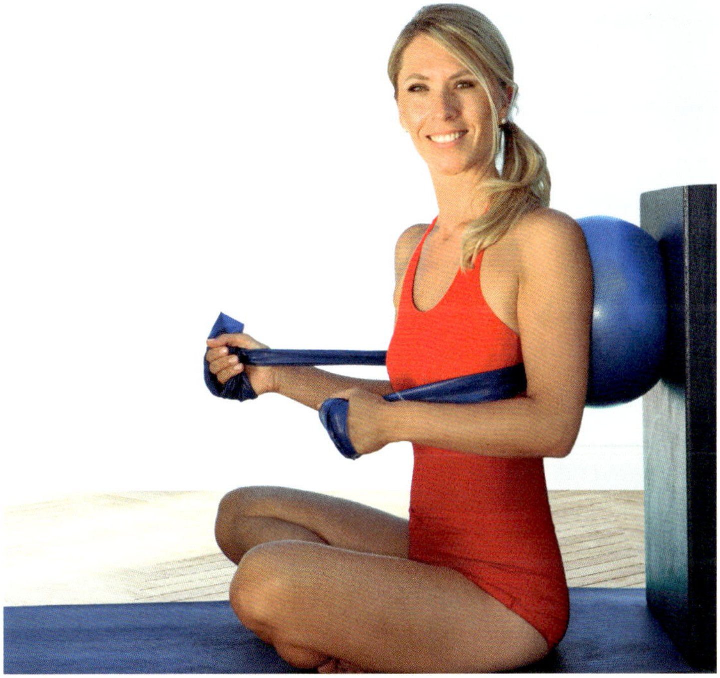

TRIAS

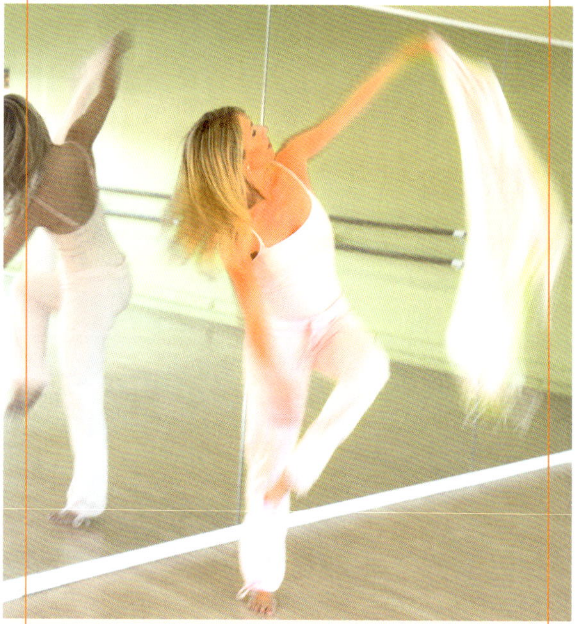

Skoliose – kein Weltuntergang

Skoliose – meist trifft die Diagnose junge Mädchen zwischen 8 bis 13 Jahren. Und für diese ist es nicht eine Wachstumsstörung der Wirbelsäule, sondern ein Weltuntergang. Die konservative Behandlung mit statischer Physiotherapie und Korsett wird mit Tränen begleitet – Selbstwertgefühl und Lebensfreude abgewürgt. Es geht auch anders: Das Buch vermittelt den neuen Ansatz der Spiraldynamik, Wissen und Anleitung. Aber – genauso wichtig – Freude an der Bewegung und am eigenen Körper, Sicherheit, ob beim Joggen oder Schwimmen, die Verformung nicht zu verschlimmern, sondern ihr durch Bewegung gezielt entgegen zu wirken.

SPECIALS

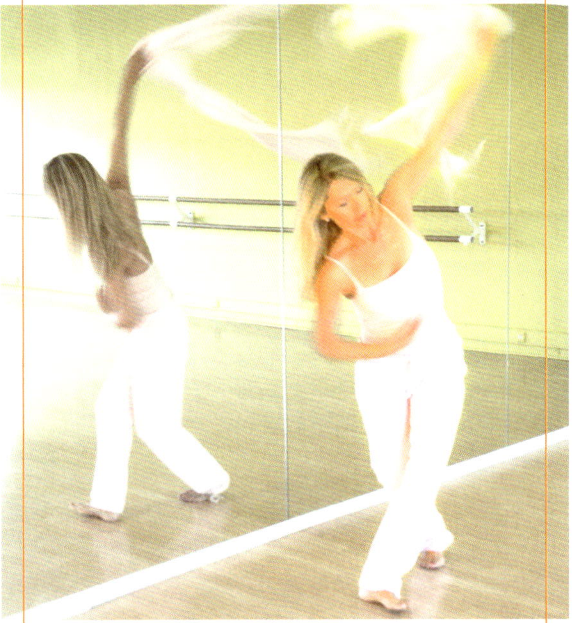

Jetzt wird's dynamisch

Sie haben sich entschieden, die Dinge selbst in die Hand zu nehmen und etwas für die Beweglichkeit Ihrer Wirbelsäule zu tun. Glückwunsch! Und eine gute Nachricht vorneweg: Staubtrockenes Üben war gestern, die Zukunft gehört der Wahrnehmung des Körpers.
Lernen Sie in 11 Basisübungen die 3-D-Bewegung kennen und richtig ausführen. Weiter geht's mit fünf Übungen für Fortgeschrittene. Als Wegweiser finden Sie die auf verschiedene Skolioseformen abgestimmten Übungsprogramme. So fördern Sie die Aufrichtung Ihrer Wirbelsäule im Alltag – ganz gezielt und nebenbei.

Vorwort

Als Arzt auf der Suche nach dem Bauplan Mensch habe ich die Bewegungsintelligenz des menschlichen Körpers entdeckt. Daraus ist die Spiraldynamik als Therapiekonzept entstanden. Seit mehr als zwanzig Jahren betreue ich Patientinnen mit Skoliose, daraus ist die Motivation entstanden, dieses Buch zusammen mit der Physiotherapeutin und Heilpraktikerin Karin Rosmann-Reif zu schreiben.

Die Evolution hat das menschliche Bewegungssystem im Verlaufe von Jahrmillionen geplant, entwickelt und erprobt. Der aufrechte Gang erfordert abwechslungsweise eine Links-rechts-Verschraubung der Wirbelsäule. Diese Links-rechts-Verschraubung erfolgt exakt nach dem Spiralprinzip, wie es überall in der Natur anzutreffen ist.

Die Skoliose ist eine einseitig fixierte spiralige Verformung der Wirbelsäule. Die gute Nachricht dabei ist: Wenn sich die Wirbelsäule beim Gehen seit Jahrmillionen alternierend nach links und nach rechts dreht und wenn diese „Doppelspirale“ bei der Skoliose zur „Einfachspirale“ reduziert wird, dann bietet das Gehen eine perfekte Therapiemöglichkeit. Schritt für Schritt kann die Wirbelsäule betont in die andere Richtung schrauben und so der Skoliose wirksam entgegenwirken.

Die Therapie verlängert sich so vom Therapieraum in den Alltag: Beim Gehen, Stehen, Werfen, Tanzen – wann immer der Körper in Bewegung ist, kann der einseitigen Spirale mittels der natürlichen Gegenspirale entgegengewirkt werden. Wichtigste Voraussetzung für den Erfolg: Die Gegenspirale muss präzis ausgeführt werden. Die Therapiestunden verfolgen damit zwei Ziele: Behandlung und Instruktion. Gute Übungen sind alltagstauglich und überall anwendbar.

Lebensqualität! Früher genügte es, „Strukturen“ zu mobilisieren und zu stabilisieren. Heute werden in der gängigen Physiotherapie meist Funktionen geübt. Die Skoliosetherapie von Morgen wird gelebt – integriert ins Gehen, den Sport oder das Tanzen. Gemäß heute gültigen WHO-Kriterien geht es in der modernen Therapie um konkrete Outcomes, um konkreten Nutzen und Lebensqualität.

So gesehen ist die körperliche Herausforderung „Skoliose“ eine Chance zur Entwicklung von Körperbewusstsein, Eigenverantwortung und Lebensqualität. Aus vermeintlicher Einschränkung wird Freiheit.

Dr. med. Christian Larsen
Mitbegründer der Spiraldynamik

Mein Weg – Geschichte einer Skoliose

„Turn-Oma" nannte mich meine Sportlehrerin in der Schule, weil ich keinen Purzelbaum schlagen konnte. Ich rollte nie harmonisch geradeaus, sondern plumpste immer zu einer Seite. Warum das so war, erfuhr ich erst viel später. Ich war zwölf Jahre alt, als meine Mutter mit mir zum Arzt ging. Sie war der Meinung, ich sei „schief".

In einer orthopädischen Klinik stellte der Professor eine Skoliose mit einem Winkel von 33 Grad im Hauptbogen fest, verordnete mir ein Korsett und Krankengymnastik. Mit dieser Diagnose konnte ich zunächst nicht viel anfangen. In Erinnerung an alte Kostümfilme träumte ich von einem Korsett, in dem ich besonders schlank aussehen würde. Leider erwachte ich in der nächsten Sprechstunde mit einem „Plastikmonster". Da saß ich nun mit meinem Korsett und einem Rezept über zehnmal Krankengymnastik.

Wie lange meine Eingewöhnungszeit gedauert hat, kann ich nicht mehr genau erinnern. Anfangs war es eine Tortur. Das Korsett drückte überall, tat weh und engte mich ein. Ich konnte es nur kurze Zeit anhaben, dann musste ich es wieder loswerden. Es dauerte, bis ich es endlich schaffte, die erste Nacht im Korsett zu schlafen. Aber irgendwann kam ich an den Punkt, an dem ich es ertragen konnte. Mein Körper hatte sich besser an das „Plastikmonster" gewöhnt. Heute stelle ich in meiner Praxis immer wieder fest, dass dieser Punkt von jedem, der mit einem Korsett versorgt wurde, überwunden werden muss, danach geht es besser.

wichtig

Wer in der schwierigen Eingewöhnungsphase zu früh aufgibt, hadert ständig mit seinem Korsett und schafft es nicht, die angestrebten Tragezeiten von 23 Stunden pro Tag zu erreichen.

Zur Krankengymnastik ging ich zu einer älteren, besonders ruhigen Dame. Sie behandelte mich nach der Vojta-Methode, legte mich in eine für mich unverständliche Position auf die Behandlungsliege und drückte einige Punkte auf meinem Rücken. Nach mehreren Sitzungen hatte ich immer noch nicht erfasst, was mit mir nicht stimmte, und fragte ganz vorsichtig nach. Ich war dankbar, als mir die Therapeutin meine Skoliose anschaulich anhand eines Wirbelsäulenmodells erklärte. Sie formte es so, dass es meiner Wirbelsäule glich, wie ich sie bereits auf meinem Röntgenbild gesehen hatte. Jetzt konnte ich meine Wirbelsäulenform viel besser begreifen.

Meine Mutter wurde in der Vojta-Methode angeleitet und drückte fast täglich unter lautem und langem Gezeter die entsprechenden Punkte. Wir hatten deshalb viel Streit. So vergingen fünf lange Jahre, ich musste das Korsett Tag und Nacht tragen, was vor allem während der Pubertät besonders schwierig für mich war. In der Schule wollte ich, dass meine Mitschüler mein Korsett nicht sehen und zog immer Kleidung in Übergrößen an. Zum Glück kam mir als modebewusstem Teenager der „Schlabberlook" der 80er-Jahre sehr entgegen.

Leider stellte sich nach eineinhalb Jahren intensiver Krankengymnastik und Korsettversorgung keine Besserung ein. Deshalb schlugen die behandelnden Ärzte schließlich eine Operation vor. Aber meine Eltern wollten mir die Entscheidung für eine Operation überlassen, denn zu jener Zeit war nicht abzusehen, welche Auswirkungen ein solcher Eingriff auf meinen Körper haben würde. Heute bin ich meinen Eltern dankbar, dass Sie mir diese wichtige Entscheidung nicht abgenommen haben.

wichtig

Eine Operation ist irreversibel und führt zu einem versteiften Wirbelsäulenabschnitt. Da ich nicht operiert wurde, kann ich heute mein volles Bewegungsausmaß ausschöpfen.

Mit 17 Jahren wurde mein Korsett abgeschult, wie es im Fachchargon heißt. Ich war überglücklich, endlich kein Korsett mehr tragen und ertragen zu müssen. Aber das Thema „Skoliose" begleitete mich weiter – es war sogar bestimmend für meinen beruflichen Werdegang.

Zwar machte ich zunächst eine Ausbildung zur Industriekauffrau und holte das Abitur nach. In dieser Zeit wuchs aber bereits die Idee, Physiotherapeutin zu werden. Von diesem Ziel ließ ich mich nicht abbringen, obgleich mein Orthopäde mir mit Blick auf die Belastung meiner Wirbelsäule vehement davon abriet, diesen Beruf zu ergreifen. Nach diesem demotivierenden Urteil verließ ich das Sprechzimmer mit Tränen in den Augen. Zum Glück habe ich schon früher nicht immer auf die wohlgemeinten Ratschläge von Experten gehört. So habe ich die Ausbildung zur Physiotherapeutin angepackt und mit Freude und Erfolg abgeschlossen.

An der Physiotherapeutenschule lernte ich die dreidimensionale Skoliosebehandlung nach Katharina Schroth kennen. Hier wird mithilfe der Dreh-Winkel-Atmung der Rumpf entdreht und mit korrigierenden statisch-stabilisierenden Übungen das Ergebnis muskulär gefestigt. Nach der Ausbildung fuhr ich in die Katharina-Schroth-Klinik nach Bad Sobernheim. Sechs Wochen Intensivkur und der erste Kontakt zu anderen Skoliosepatienten waren zugleich eine wichtige Erfahrung und auch eine große Erleichterung.

Obgleich ich dort eine schlechte Nachricht verdauen musste: Mein altes Röntgenbild wurde erneut vermessen, und dabei stellte der Arzt fest, dass der Skoliosewinkel meiner Wirbelsäule jetzt 49 Grad ausmachte. Nach einem ersten Schock hatte dieser Messfehler eine unerwartet positive Auswirkung: Mein Verhältnis zu den Gradzahlen ist seither deutlich entspannter. Es hat sich weder die Therapie noch das Erscheinungsbild meines Rückens verändert. Der Skoliosewinkel ist eine wichtige Zahl auf einem Röntgenbild und dient zur Verlaufskontrolle, aber er ist kein Damoklesschwert. Nach der Kur machte ich die Ausbildung zur Schroth-Therapeutin und spezialisierte mich fortan auf die Skoliosetherapie.

Die Ausbildung zur Heilpraktikerin begann ich einige Arbeitsjahre später, denn ich wünschte mir, eine weiterführende „innerliche Therapie" kennenzulernen. Hier fand ich naturheilkundliche Wege für die Skoliosetherapie, vor allem im Hinblick auf die Gesundheitsvorsorge.

Mit viel Phantasie und Ideenreichtum kreierte ich verschiedenste Skolioseübungen, die ich aus Tanz, Feldenkrais, Yoga und Pilates entwickelte. Die Schmerzen konnte ich damit zwar lindern, aber sie kamen immer wieder. Auch brachten mir Osteopathie und Rolfing Erleichterung, aber keine Methode verschaffte eine dauerhafte Schmerzfreiheit. Mein therapeutischer Einblick in die Kraniosakraltherapie und die viszerale Osteopathie halfen mir, ein Verständnis für die Zusammenhänge im Körper zu entwickeln.

Während meines therapeutischen Wirkens stieß ich schlussendlich auf die Spiraldynamik. Dies wurde mein größter persönlicher und therapeutischer Durchbruch in

WISSEN

Spiraldynamik Intensivwoche

Sie haben die Möglichkeit, eine Intensivwoche am Med-Center in Zürich zu buchen. Innerhalb von vier bis fünf Tagen absolvieren Sie täglich zwei bis drei Therapiesitzungen. Am Anfang und am Ende des Aufenthaltes erfolgt eine Untersuchung durch einen Arzt, um eine Erfolgskontrolle zu haben. Die Woche beinhaltet Therapie, Trainingstherapie, ggf. 3D-Stretch-Massage sowie Anleitungen zur Integration des Gelernten in Alltag und Sport. Zusätzlich besteht vor oder nach der Intensivwoche die Möglichkeit, an einem Wochenendkurs für Laien zum Thema Brustkorb oder Becken teilzunehmen.

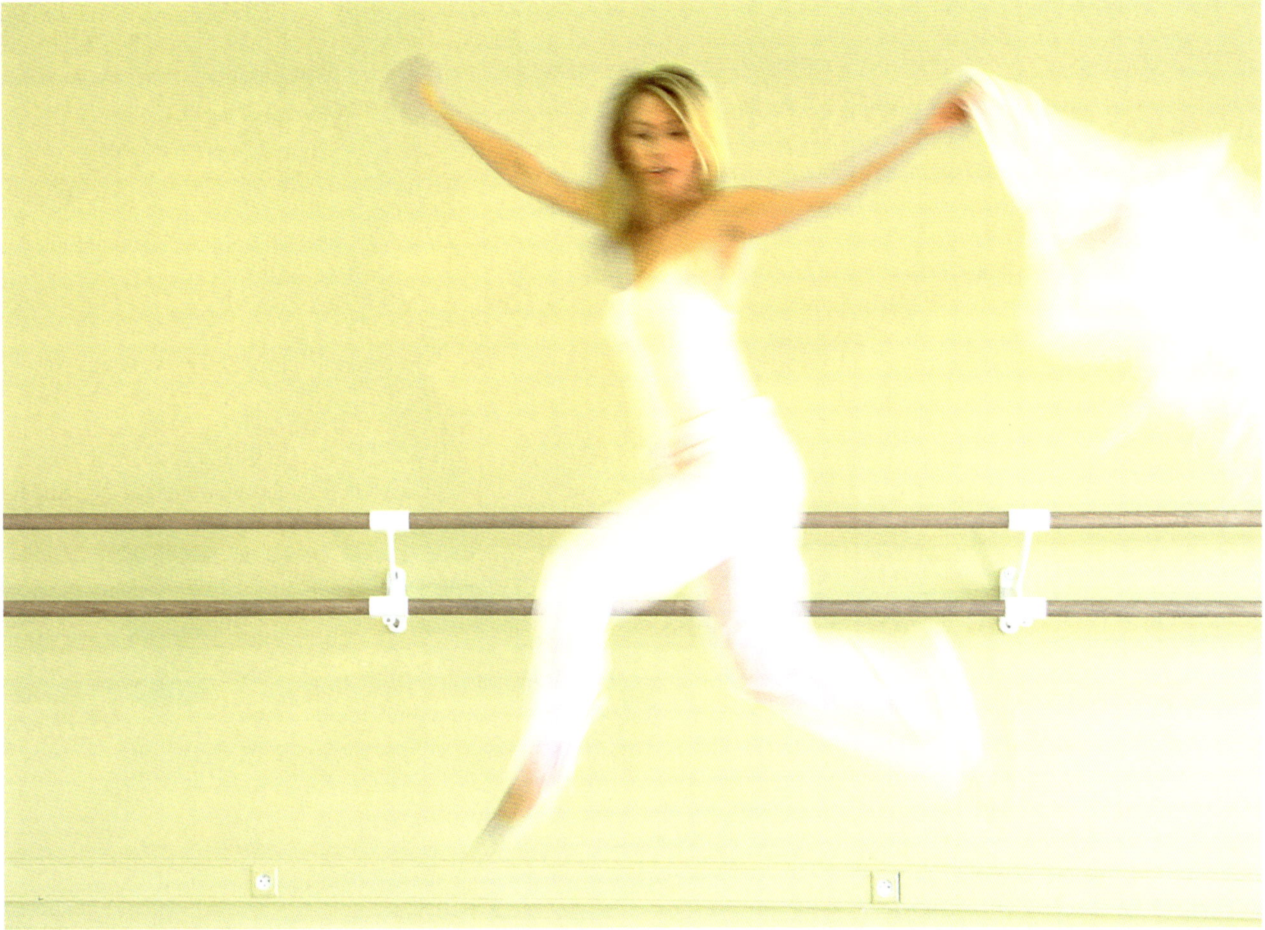

Sachen Bewegung und Schmerzreduzierung. Die Spiraldynamik lernte ich in einer Intensivwoche am Med-Center in Zürich kennen. Dort traf ich den einfühlsamen Arzt und Forscher Dr. Christian Larsen und sein Therapeutenteam. Eine Physiotherapeutin, ein Sportwissenschaftler, ein Masseur und eine Tänzerin arbeiteten mit mir und an mir. Ich fand das interdisziplinäre Team hervorragend. Es gefiel mir, auf dem Laufband mein Gangbild zu analysieren, in Einzel- und Detailarbeit die koordinierte Dreidimensionalität meines Bewegungssystems zu entdecken und bei einer 3D-Stretchmassage zu entspannen. Die Tänzerin erörterte verschiedene Tanzpositionen anatomisch, und gemeinsam setzten wir sie um. Ich war begeistert, Skoliosetherapie im Tanz zu erleben, denn Tanzen ist mein liebster Sport. Alles war plötzlich in Bewegung. Ich fühlte mich herrlich frei, wundervoll lebendig und stabil zugleich.

Turn-Oma sagt heute keiner mehr zu mir! Machen Sie sich mit mir auf Entdeckungsreise der „anatomisch intelligenten Bewegung“ und genießen Sie diesen Prozess.

Herzlich Ihre
Karin Rosmann-Reif

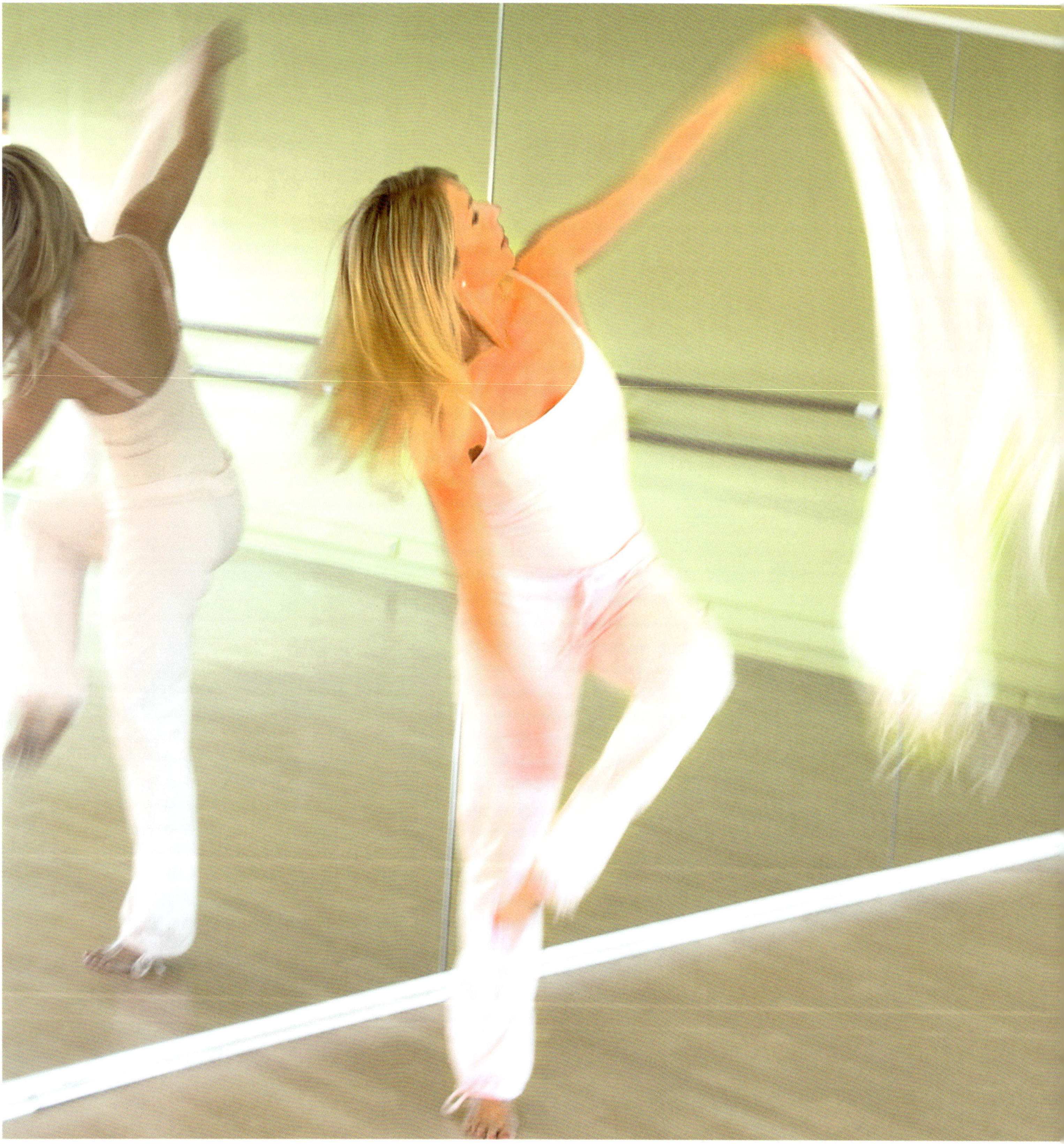

Wissen: Schlüssel zur Veränderung

Was passiert in unserem Körper, wenn wir uns bewegen, wie organisieren sich Muskeln und Gelenke? Und wie sieht eine anatomisch koordinierte Bewegung aus? All dieses Wissen trägt der Körper bereits in sich. Werfen wir also einen Blick auf den Bauplan unseres Rückens. Denn intelligente Bewegung arbeitet mit dem Körper, nicht gegen ihn.

Die Spirale: Inbegriff aller Dynamik

Die spiralige Verschraubung ist in der Natur wie im Kosmos das maßgebliche Bewegungs- und Strukturprinzip. Spiralförmige Bewegung finden wir im Element Luft als Wirbelwind und im Element Wasser als Wasserstrudel wieder. Als Strukturprinzip zeigt sich die Spirale im Makrokosmos als Spiralnebel, in der Natur als Kletterpflanze, Geweih oder Muschel und im Mikrokosmos als DNS.

Dreidimensionale Dynamik

Die spiralige Anordnung läuft wie ein roter Faden durch das menschliche Bewegungssystem. Bein und Fuß sind einfache und gerichtete Spiralstrukturen mit klar definierten Drehrichtungen: Der Oberschenkel rotiert nach außen, der Unterschenkel nach innen, die Ferse nach außen, der Vorfuß wieder nach innen. Der Rumpf hingegen ist eine „Doppelspirale“: Links- und Rechtsdrehung sind gleichwertig – das ist Grundlage der menschlichen Fortbewegung auf zwei Beinen. Dazu eine kurze Rückblende.

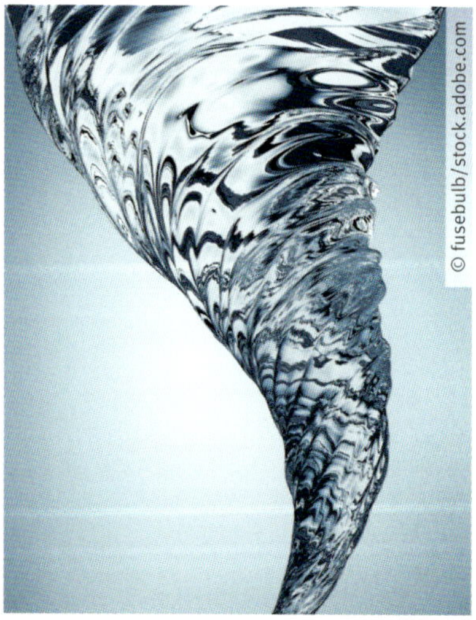

◄ Wasserstrudel: Die Spirale ist Struktur- und Bewegungsprinzip der Natur – im All wie im Alltag.

Die Evolutionsgeschichte des menschlichen Ganges erfolgte in zwei Schritten: Erstens die Aufrichtung vom Vierbeiner zum Zweibeiner und zweitens die Rotation der Wirbelsäule nach links und nach rechts. Der Mensch ist ein Kreuzgänger, setzen wir das rechte Bein nach vorne, schwingt der linke Arm mit vor und umgekehrt. Dieses gekreuzte Bewegungsverhalten der Arme und Beine spiegelt sich in der Wirbelsäule: Das Becken dreht in die eine Richtung, der Oberkörper in die andere. Springender Punkt: Die Drehung der Wirbelsäule erfolgt im Wechselrhythmus der Fortbewegung gleichwertig nach links und nach rechts. Die Rotation ist entscheidend für die Fortbewegung. Anders sieht es in der Statik aus: Im Sitzen oder Stehen beispielsweise hat die aufgerichtete Wirbelsäule eine sanft geschwungene S-Form ohne Rotation. Statik ist dreidimensionale Dynamik im Ruhegleichgewicht.

Verschiedene Bewegungsprinzipien

In der Evolutionsgeschichte haben sich bestimmte Lebens-, Bewegungs- und Strukturprinzipien durchgesetzt Die Natur versteht es meisterhaft, Fortbewegungsmuster und Wirbelsäule in Übereinstimmung zu bringen. Fische beispielsweise bewegen ihre Wirbelsäule nach rechts und links und erzeugen so mithilfe ihrer Schwanzflosse den nötigen Vorwärtsschub. Pferde beugen und strecken ihren Rücken, wenn sie galoppieren. Menschenaffen trotten im Passgang, und wir Menschen tragen die bahnbrechende Innovation einer dreidimensionalen spiraligen Drehfähigkeit in uns. Sie setzt sich zusammen aus den drei Bewegungsrichtungen von Beugung und Streckung, Seitneigung nach rechts und links und vor allem der Rechts-links-Drehung.

wichtig

Die spiralige Drehfähigkeit der Wirbelsäule ist sowohl Grundvoraussetzung als auch Markenzeichen der menschlichen Fortbewegung.

Vom Dauerrotierer zum Dauersitzling

Die Aufrichtung des Menschen hat vor vier Millionen Jahren begonnen, als sich die Hände vom Dienste der Fortbewegung befreiten und sich der Mensch auf zwei Beine stellte. Lange Zeit lebten unsere Vorfahren als Nomaden. Sie legten am Tag durchschnittlich 20 km zu Fuß zurück. Erst vor 6000 Jahren – am Ende der letzten Eiszeit – wurde der Mensch „sesshaft“ und begann mit dem Ackerbau. Seit der Industrialisierung ist er „sesselhaft“ geworden. Die Hi-Tech-Konstruktion, die Wirbelsäule nach rechts und links drehen zu können, ist heute kaum noch in Gebrauch. Mit der Drehfreudigkeit geht die Beweglichkeit verloren. Genau da setzt intelligente Bewegung an – die Wiederentdeckung des Selbstverständlichen. Und wie das im Detail funktioniert, lässt sich mithilfe der Anatomie Schritt für Schritt erklären.

▼ Unsere Vorfahren lebten auf ewiger Wanderschaft – der moderne Mensch hingegen mutiert zum Dauersitzling.

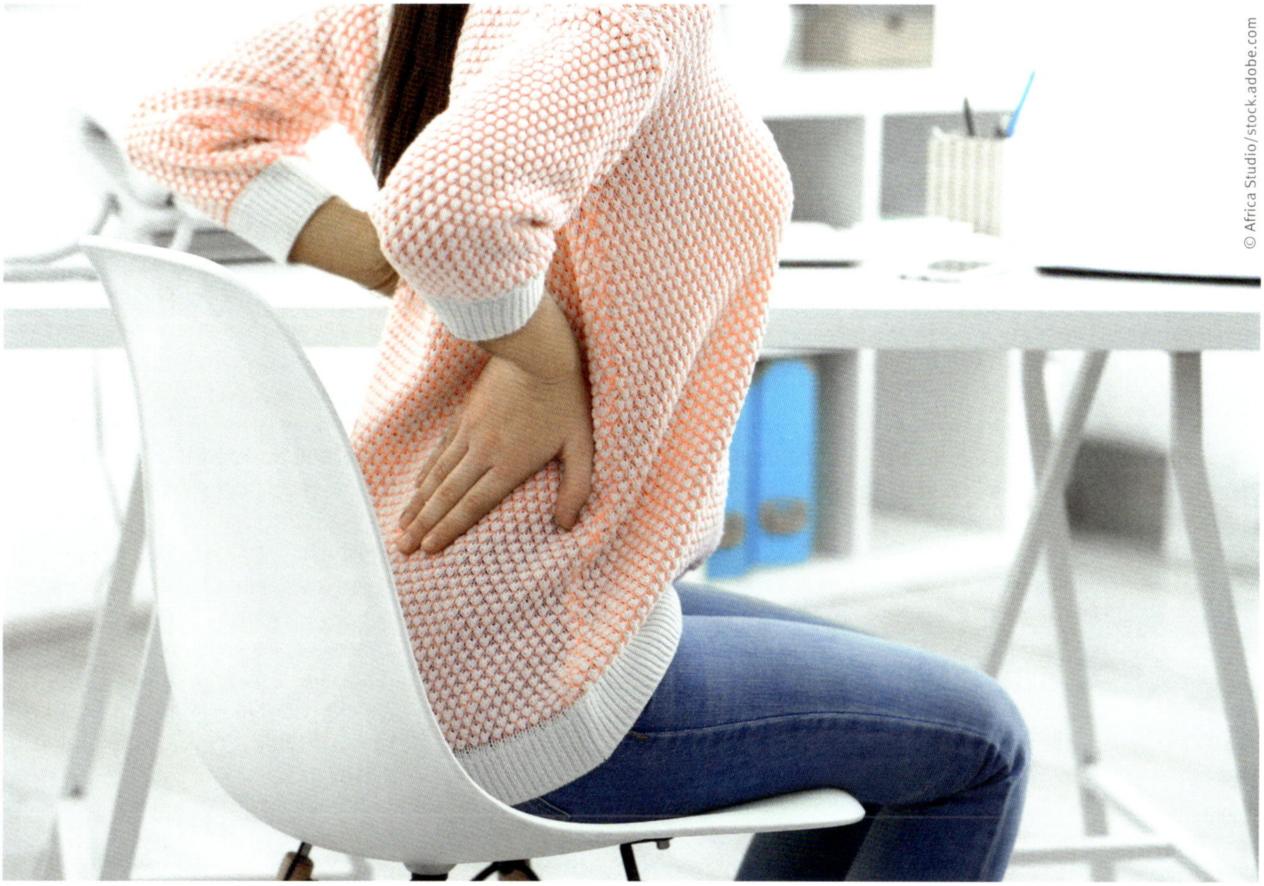

Anatomie: Bauplan für ein aufrechtes Leben

Der deutsche Begriff „Wirbelsäule“ bringt die Anatomie des Rückens auf den Punkt: Es geht um eine Säule, die stabil sein und gleichzeitig auch „wirbeln“ kann. Das raffinierte Zusammenspiel von Knochen, Bändern und Muskeln garantiert den perfekten Mix von Mobilität und Stabilität für die einzelnen Abschnitte der Wirbelsäule.

Sorgt für Stabilität: das Becken

Hier unten im Becken-Bauch-Bereich ist das Bauchgefühl zu Hause, hier spüren wir Emotionen wie Wut oder Verliebtsein. In diesem Raum entsteht Leben, wenn eine Frau schwanger wird und ein Kind in sich trägt. Und in diesem Raum steckt auch viel evolutionäres Bewegungswissen. Das wollen wir uns genauer ansehen. Das Kreuzbein ist Teil des Beckens und zugleich der unterste Abschnitt der Wirbelsäule. Es bestand ursprünglich aus fünf Wirbeln, die im Laufe der Evolution zusammengewachsen sind. An das Kreuzbein schließt nach unten das Steißbein an. Das Kreuzbein ist keilförmig gebaut. Beim Gehen verkeilt es sich auf der Standbeinseite zwischen den Hüftbeinen und wird dadurch stabilisiert. Die Hüftbeine sind mit dem Kreuzbein durch die beiden Kreuzbein-Darmbein-Gelenke verbunden, die auch Iliosakralgelenke genannt werden. Hier sind nur minimale Verschiebebewegungen möglich. Für einen reibungslosen Ablauf des Gehens und die Elastizität des Beckens sind die Gelenke von größter Bedeutung.

Die Abstoßimpulse der Füße beim Gehen werden vom Bein über das Becken nach oben zur Wirbelsäule weitergeleitet. Das heißt, wenn sich bei jedem Schritt das Becken auf der einen Seite hebt und auf der anderen senkt und dabei mal nach links und mal nach rechts dreht, so setzt sich diese Bewegung nach oben fort und leitet die abwechselnde Rechts-links-Drehung der Wirbelsäule ein. Die Position des Beckens entscheidet darüber, wie die Abstoßkraft von Fuß und Bein via Becken und Wirbelsäule in den Brustkorb bis hoch zum Kopf übertragen wird.

> **WISSEN**
>
> **Kraftkiller Hohlkreuz**
>
> Steht das Becken, wie bei vielen Menschen, in einer starken Hohlkreuzstellung, so kann das Kreuzbein zwischen den beiden Beckenschaufeln nicht richtig verkeilt werden. Die Abstoßkraft der Füße staucht stattdessen die kleinen Gelenke der Lendenwirbelsäule, die Kraft versiegt, statt als Antrieb nach vorne oben weitergeleitet zu werden. Die natürliche Rechts-links-Drehung der Wirbelsäule in der Fortbewegung wird so empfindlich gestört.

Ein aufgerichtetes Becken ermöglicht erstens eine kraftvolle Bewegungsübertragung vom Becken über den Rumpf bis hoch zum Kopf. Fast wie von alleine entsteht so ein perfekter abwechselnder Links-rechts-Drehimpuls im Brustkorb. Und der zweite Geniestreich der Natur: Das Becken wird bei optimaler Zentrierung unter Belastung in sich stabil. Rhythmisch wandeln sich die kraftvollen Vorwärtsbewegungen der Beine in eine Dreh- und Schaukelbewegung des Beckens um und lassen so während der Fortbewegung ein funktionelles Gleichgewicht entstehen. Diese dynamische Stabilität vermittelt Erdverbundenheit und Urvertrauen.

▸ **Die zwei Hüftbeine bilden zusammen mit dem Kreuzbein das Kreuzbein-Darmbein-Gelenk (Iliosakralgelenk).**

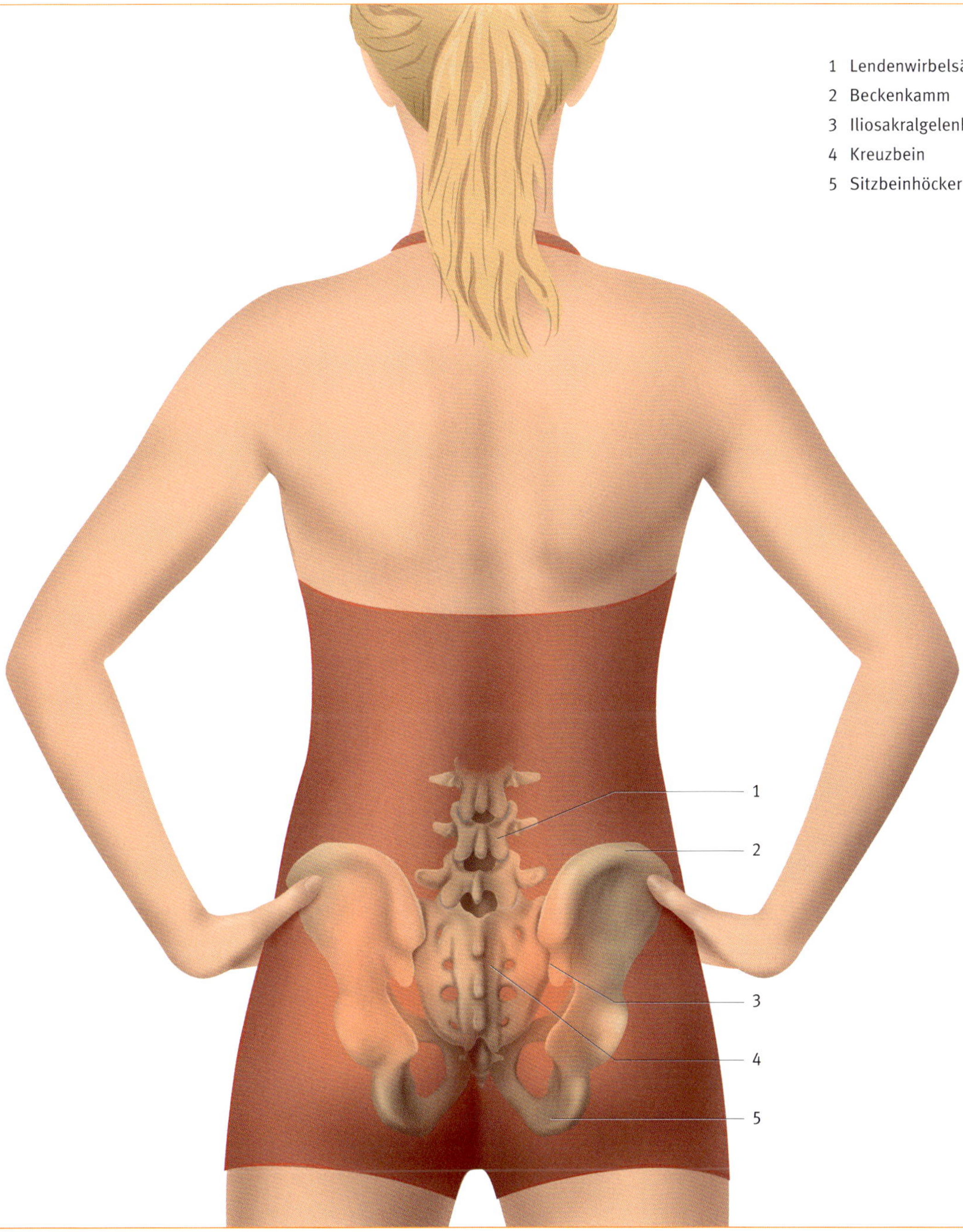

1 Lendenwirbelsäule
2 Beckenkamm
3 Iliosakralgelenk
4 Kreuzbein
5 Sitzbeinhöcker

Bewegungswunder: die Wirbelsäule

Jetzt wird es richtig spannend. Die Wirbelsäule ist eines der interessantesten Anatomiethemen überhaupt. Es war für mich ein regelrechter Augenöffner, als ich begriff, wie und warum die Wirbelsäule sich bewegt. Die Wirbelsäule wird in die drei Abschnitte Lendenwirbelsäule, Brustwirbelsäule und Halswirbelsäule unterteilt. In jedem Abschnitt besitzen die Wirbelkörper eine andere Form, und die Form bestimmt die Funktion. Wenn Sie genau hinschauen, können Sie selber herausfinden, welche Bewegungsrichtungen sich in den einzelnen Wirbelsäulenabschnitten verstecken!

▼Die drei Hauptabschnitte der Wirbelsäule: Hals-, Brust- und Lendenwirbelsäule ermöglichen Bewegungen in verschiedenen Ebenen.

Die Lendenwirbelsäule setzt sich aus fünf massiven Lendenwirbeln zusammen und ist sehr stabil gebaut. Sie ist die Basis, die das gesamte Gewicht trägt. Die Gelenkflächen der Lendenwirbelsäule stehen senkrecht von vorne nach hinten. Dadurch können Sie sich in der Lendenwirbelsäule bestens nach vorne und hinten beugen und strecken sowie zur Seite neigen. Die Seitneigung brauchen wir für das Gehen, denn auf der Standbeinseite geht das Becken leicht nach unten. Wir werden dies später bei den Übungen aufgreifen.

Die Brustwirbelsäule besteht aus zwölf Brustwirbeln. Die Wirbelkörper sind kleiner gebaut als die der Lendenwirbelsäule. Sie bilden zusammen mit den Rippen den Brustkorb. Auch hier stehen die Gelenkflächen fast senkrecht – diesmal von links nach rechts. Dadurch können Brustwirbel und Rippen perfekt nach rechts und links drehen. Wie bitte? Bewegung im Brustkorb? Ja, sie können sich im Bereich der Brustwirbelsäule rhythmisch, dynamisch, lebendig und freudig in fast alle Richtungen drehen. Diese Tatsache und ihre praktische Umsetzung machen den Unterschied, ob Sie Freiheit im Brustkorb finden oder einen unbeweglichen Brustkasten durch die Gegend tragen.

Die Halswirbelsäule wird aus sieben Halswirbeln gebildet. Die Wirbelkörper sind grazil gebaut. Zusätzlich hat sich die Natur am Übergang zum Kopf einen speziellen Baumechanismus einfallen lassen: Auf dem Atlas, dem ersten Halswirbel, wird unser schwerer Schädel balanciert; auf der Axis, dem zweiten Halswirbel, kann der

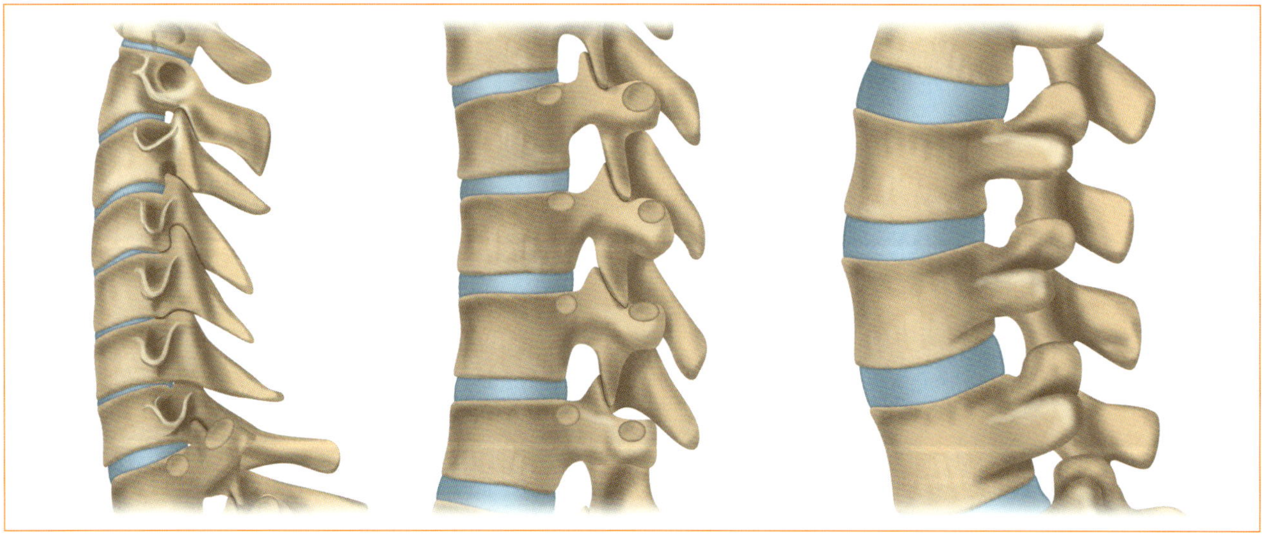

Kopf sich neugierig nach rechts und links drehen. Zusammen ermöglichen der erste und der zweite Halswirbel Kopfbewegungen in fast alle Richtungen. Das Anatomiewissen der Wirbelsäule auf den Punkt gebracht: Die Lendenwirbelsäule trägt als stabiles Fundament die darüber liegenden Wirbelsäulenabschnitte. Sie kann hervorragend beugen, strecken und sich zur Seite neigen. Die Brustwirbelsäule dreht freudig nach rechts und links, und die Halswirbelsäule beschert dem Kopf durch Atlas und Axis einen erweiterten dreidimensionalen Bewegungsspielraum.

WISSEN

Körpereigene Stoßdämpfer: Bandscheiben

Zwischen den Wirbelkörpern – mit Ausnahme von Atlas und Axis – liegen die Bandscheiben. Sie bestehen aus einem knorpelfaserigen Ring mit einem weichen Kern in der Mitte. Ihre Aufgabe ist es, die Belastungen zwischen den einzelnen Wirbeln abzupuffern. Sie funktionieren wie Stoßdämpfer.
Wer das Becken gut aufrichtet, ermöglicht eine optimale Belastung der Bandscheiben. Außerdem tut ihnen Bewegung gut: Beim Gehen erleben die Bandscheiben eine dreidimensionale Bewegungsmassage auf Schritt und Tritt, anatomisch koordinierte Bewegung vorausgesetzt.
Die Formveränderung der Lendenwirbelsäule bei Skoliose lässt viele Menschen befürchten, später könnten Bandscheibenprobleme vermehrt auftauchen. Dies hat sich in der Praxis nicht bewahrheitet: Bandscheibenvorfälle treten bei Skoliosepatienten nicht häufiger auf als bei anderen Menschen.

Handlungsspielraum: die Schultern

Handeln und Spielen, genau dazu brauchen wir unsere Arme, die im Schultergürtel wurzeln. Der Begriff „Handlungsspielraum“ bringt es auf den Punkt. Ein Blick auf die Anatomie verrät, wie es im Detail funktioniert. Das Dreierteam Schulterblatt, Schlüsselbein und Oberarm bilden den Schultergürtel und das Schultergelenk. Das Schultergelenk ist das beweglichste Gelenk im menschlichen Körper. Es wird vorwiegend von Muskeln in seiner Position gehalten. Es gibt nur eine gelenkige Verbindung zwischen Schultergürtel und Brust-

▶ **Der Schultergürtel besteht aus linkem und rechtem Schlüsselbein, Schulterblatt samt Schultergelenkpfanne und dem Kugelgelenkkopf des Oberarmknochens.**

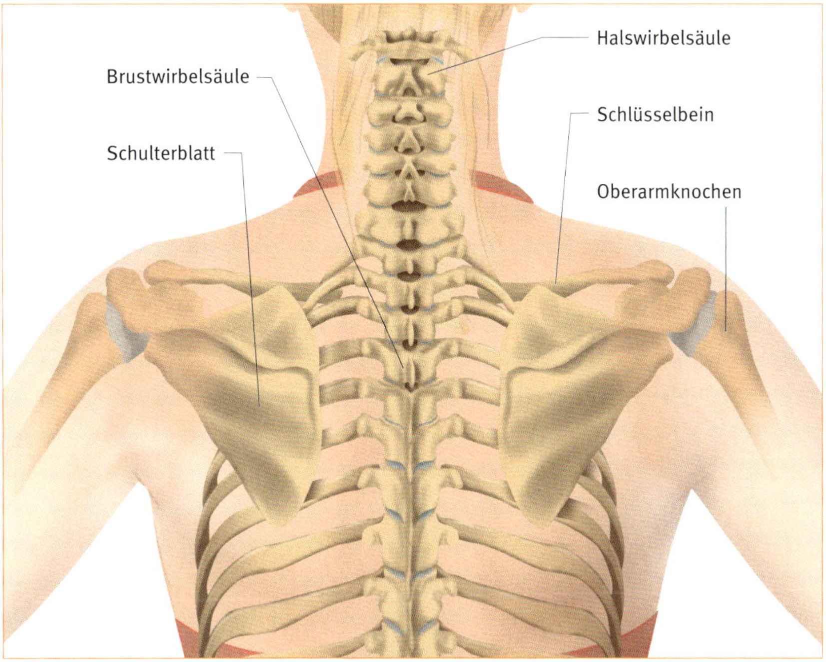

korb – das Gelenk zwischen Brustbein und Schlüsselbein. Ansonsten liegt der Schultergürtel dem Brustkorb auf. Das verschafft den Armen und Händen enorme Bewegungsmöglichkeiten. Das Schulterblatt kann nach oben und nach unten, vor und zurück sowie zur Körpermitte hin und von ihr weg gleiten. Zusätzlich kann es in alle Richtungen kippen und drehen. Da steckt ganz schön viel Beweglichkeit drin! Aus dieser Bewegungsvielfalt gilt es, die korrdinierenden Bewegungsrichtungen zu entdecken. Nur ein zentriertes Schultergelenk ist ein belastungsstabiles Schultergelenk.

WISSEN

Bewegungsvielfalt im Schultergelenk

Das Zusammenspiel von Brustkorb und Schulterblatt ist bei Skoliose besonders wichtig. Ein ausgerichteter Schultergürtel und ein zentriertes Schultergelenk sind Voraussetzungen, um auf alle Bewegungsimpulse des Brustkorbes und der Arme koordiniert reagieren zu können. Dank des dreidimensionalen Aktionsradius der Arme und Hände kann der Mensch frei im Raum handeln.

Versteckt: der Beckenboden

Gelenke gewähren uns eine Vielzahl an Bewegungsmöglichkeiten. Damit das gelenkige Bewegungspotenzial auch tatsächlich umgesetzt wird, braucht es Muskeln. Bewegung und Muskeln gehören zusammen wie siamesische Zwillinge. Gleiches gilt für Stabilität und Muskulatur: Jede Bewegung erfordert eine aktive Stabilisierung. Meist sind es kleine und in der Tiefe gelegene Muskeln, die die Knochen, Wirbel und inneren Organe während komplexer Bewegungsabläufe in ihrer angestammten Position halten. Der Beckenboden ist ein Paradebeispiel: Er liegt versteckt in der Tiefe des Beckens und gerät oft in Vergessenheit. Seine stabilisierende Funktion ist gerade bei Skoliose besonders wichtig, es gilt ihn aus dem Dornröschenschlaf zu wecken. Aus den verschiedenen Schichten des Beckenbodens und seiner Anordnung lässt sich seine Funktionen ableiten. Die quer verlaufende Beckenbodenmuskulatur verbindet den linken und rechten Sitzbeinhöcker und verklammert so die Kreuzbein-Darmbein-Gelenke. Das sorgt für elastische Stabilität im Becken. Die mehr längs verlaufende trichterförmige Schicht wird auch Diaphragma pelvis genannt. Sie hält die Organe des Beckens wie in einer Hängematte. Ein Teil dieser Muskelschicht bildet den Afterschließmuskel. Neben Gelenkstabilisierung und Organstütze kommt dem Beckenboden eine Schrittmacherfunktion bei der Fortbewegung zu: Hier in der Tiefe des Beckenbodens entstehen Bewegungsimpulse, die helfen, das Becken aufzurichten und es beim Gehen rhythmisch nach links und nach rechts zu drehen.

wichtig

Ein tonisierter, aktiver Beckenboden wirkt Blasen- bzw. Gebärmuttersenkungen entgegen. Er ist unsere dynamische Basis für alle Rumpfbewegungen und leistet einen erheblichen Teil für Aufrichtung, Zentriertheit und Dynamik.

So finden Sie Ihren Beckenboden

Die quer verlaufenden Beckenbodenmuskeln können Sie spüren, indem Sie die Fingerspitzen an die Innenseite Ihrer Sitzbeinhöcker legen. Aktivieren Sie nun die Muskeln, indem Sie die Sitzbeinhöcker zueinander ziehen.

Entsprechend tasten Sie den hinteren Teil der längsverlaufenden Muskulatur, wenn Sie die Fingerspitzen am Kreuzbein hinunter über das Steißbein bis kurz hinter dessen spitzes Enden führen. Ziehen Sie das Steißbein nach vorne Richtung Schambein, dann spannt sich der Muskel spürbar an, und das Becken richtet sich auf.

In der Statik – beispielsweise beim Stehen – arbeitet der Beckenboden symmetrisch, linker und rechter Anteil des Beckenbodens machen spiegelsymmetrisch genau die gleiche

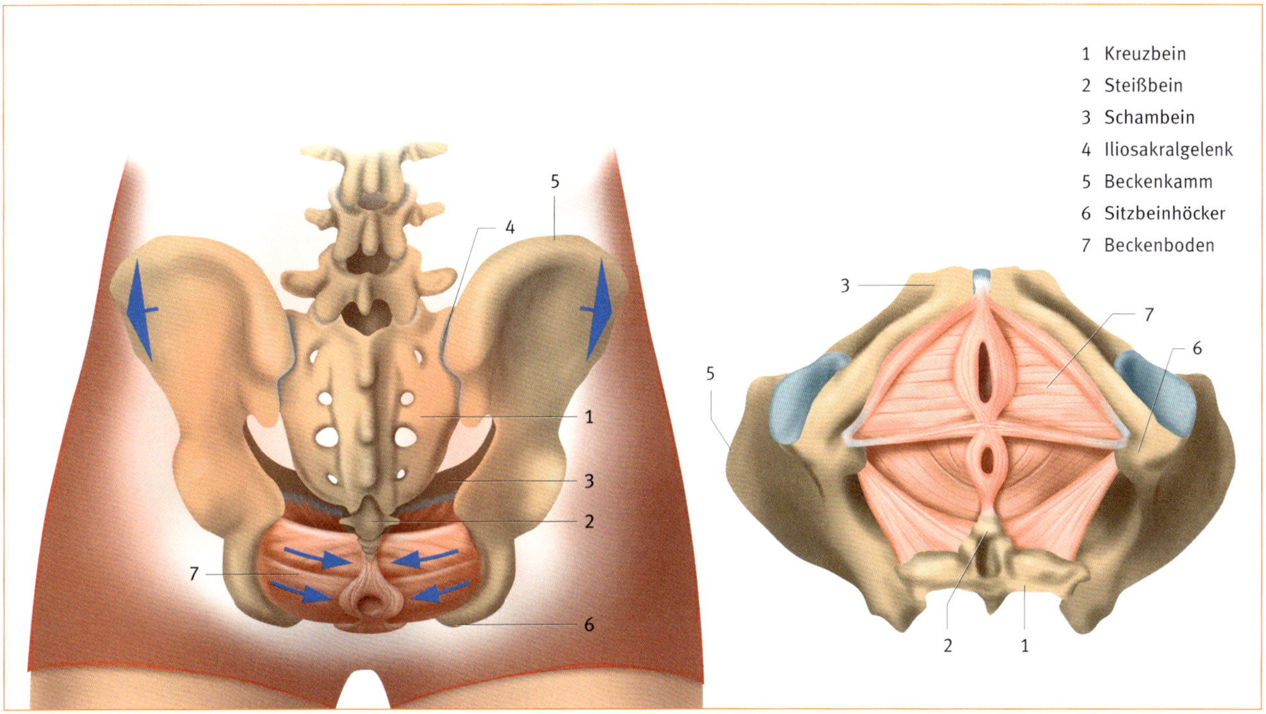

▲ Der Beckenboden stützt die inneren Organe, dient der Beckenaufrichtung und stabilisiert die Iliosakralgelenke.

Bewegung. Dabei sorgt die längsverlaufende Muskulatur dafür, dass sich Schambein und Steißbein einander annähern, das Becken gut aufgerichtet bleibt und die Beckenorgane leicht angehoben werden. Gleichzeitig gewährleistet die quer verlaufende Muskulatur die Stabilität im Beckenring. In der Dynamik arbeitet der Beckenboden meist asymmetrisch. Beim Gehen zum Beispiel zieht die Beckenbodenmuskulatur den Sitzbeinhöcker auf der Standbeinseite zur Mitte hin, auf der Spielbeinseite wird der Sitzbeinhöcker tendenziell abgespreizt und der Beckenboden gedehnt. Der Wechsel von Kontraktion und Dehnung hält ihn jung und geschmeidig. Die verschiedenen Muskelschichten des Beckenbodens werden so bei jedem Schritt einseitig angespannt und entspannt, verkürzt und gedehnt.

Kräftig: die Rumpfmuskeln

Die Spiralform zieht sich wie ein roter Faden durch das menschliche Bewegungssystem. Die Rumpfmuskulatur ist ein Paradebeispiel dafür. Über 80 Prozent unserer Rumpfmuskulatur ist schräg angeordnet und für Links-rechts-Drehbewegungen gebaut. Oft verhindert ein starrer Brustkasten die eleganten Drehbewegungen im Rumpf. Es existieren im Rumpf zwei Muskelschrägsysteme – ein inneres und ein äußeres. Diese beiden Systeme verlaufen gegenläufig und bilden zusammen eine muskuläre Doppelspirale. Dadurch können wir den Oberkörper nach rechts und nach links drehen. Die schrägen Bauchmuskeln, die schrägen Zwischenrippenmuskeln und die tie-

WISSEN

Der Hüftbeugemuskel

Ein elastisch langer und gleitfähiger Hüftbeugemuskel (Musculus iliopsoas) ist entscheidend für die Aufrichtung des Beckens und das volle Streckvermögen der Hüftgelenke. Der Hüftbeugemuskel setzt an den Lendenwirbeln an und zieht bis zur Innenseite der Oberschenkel. Dieser „arme Kerl“ verkürzt bei unserer sitzenden Lebensweise jämmerlich und kann uns dann das Leben schwer machen, indem er beim Stehen und Gehen das Becken nach vorne kippt.

▶ Die Rücken-Becken-Bauch Muskelkette: Um das Becken aufzurichten, muss der Rückenstrecker loslassen, während Beckenboden und tiefe Bauchmuskulatur ihre Spannkraft leicht erhöhen.

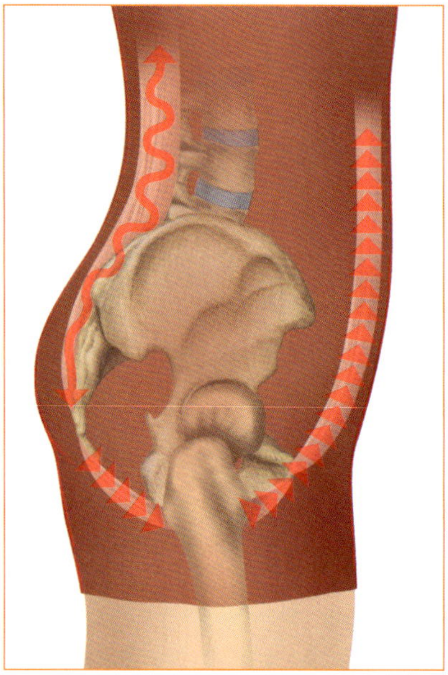

fen, kleinen Rückenmuskeln erledigen hier die Arbeit im Teamwork. Die gerade verlaufende Muskulatur ist primär für die Statik verantwortlich. Hier sind die geraden Bauchmuskeln, die Längszüge des Beckenbodens und der Rückenstreckermuskel im Einsatz. Diese Muskulatur zieht wie eine Schlaufe unter dem Rumpf durch. Diese gerade verlaufende Muskelschlaufe hilft mit, den Rumpf aufzurichten.

Vor und zurück, rechts und links, drehend, streckend und neigend – der dreidimensionalen Bewegungsfreiheit sind kaum Grenzen gesetzt. Zu wissen, wo und in welche Richtung gedreht werden kann, garantiert den richtigen Mix von Stabilität und Beweglichkeit. Seitdem ich dieses Wissen in meine Bewegungen integriert habe, erlebe ich deutlich mehr Gleichgewicht und Rhythmusgefühl im Körper. An die Rumpfmuskulatur schließen die Außendreher im Hüftgelenk an. Wir haben sechs Außendrehermuskeln, der bekannteste Vertreter wird „birnenförmiger Muskel“ oder Musculus piriformis, genannt. Die hohe Anzahl der Muskeln weist auf ihre Bedeutung in der Bewegung hin: Sie müssen in jeder Phase des Gehens die Außendrehung des Oberschenkels sichern. Nur so bleibt die Stabilität der Beinachse gewährleistet, nur so können Fuß, Knie und Oberschenkel in einer geraden Achse übereinander stehen. Erledigen die Außendreher ihre Arbeit nicht, dreht sich der Oberschenkel nach innen und das Bein knickt unweigerlich in die X-Bein Stellung, was wiederum den Fuß in einen Knick-Senk-Fuß zwingt. Wenn Sie Ihr Becken aufrichten und Ihre Außendrehermuskeln aktivieren, sorgen Sie für eine stabile Basis – Grundvoraussetzung für Dynamik und Wohlbefinden im Rumpf.

Beweglich: die Schultermuskeln

Das Schulterblatt hat sein Zuhause hinten seitlich am Brustkorb – nicht vorne seitlich und schon gar nicht oben bei den Ohren. Ist das Schulterblatt dort, wo es hingehört, kann sich der Oberarm frei bewegen. Bei jeder Armbewegung nach vorne schraubt er sich förmlich in das Schultergelenk hinein. Drehung und Gegendrehung machen Ihr Schultergelenk belastbar und krisenstabil.

Ein praktisches Beispiel: Sie greifen nach einem Gegenstand, der vor Ihnen liegt. Dabei dreht der Oberarm nach innen in die Gelenkpfanne hinein, das Schulterblatt dreht gleichzeitig in die Außenspirale. Der springende Punkt: Selbst im Kugelgelenk der Schulter spielen spiralige Drehung und Gegendrehung eine wichtige Rolle. Die Drehrichtungen im Oberarm können sich umkehren: Stützt der gestreckte Arm

▶ Die wichtigsten Muskeln des Schultergürtels.

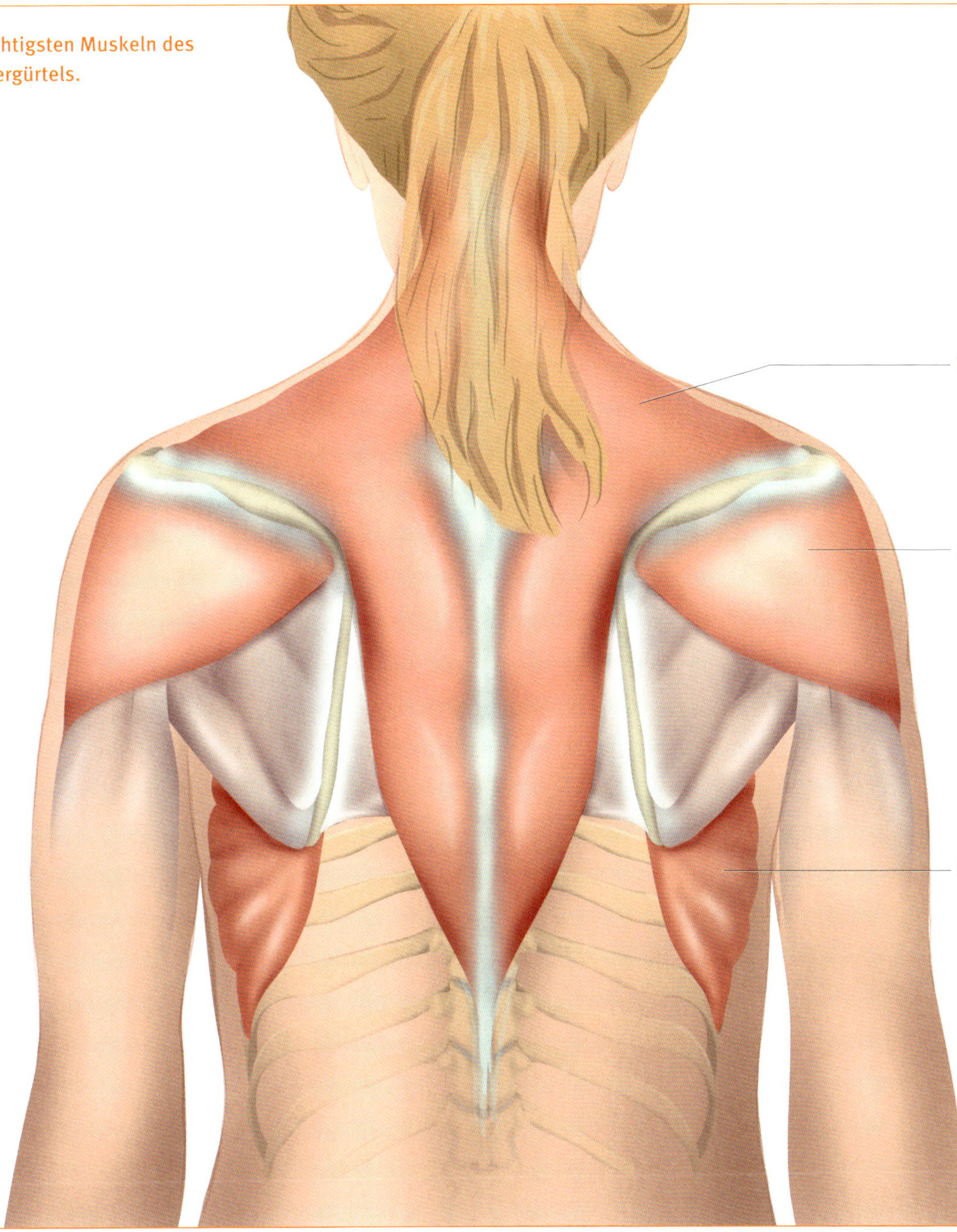

▶ Die beiden Muskelschrägsysteme ermöglichen eine gleichwertige Rechts-links-Verschraubung im Rumpf. Die Muskeln links oben und rechts unten (blau) arbeiten als Teamplayer zusammen – und umgekehrt (rot).

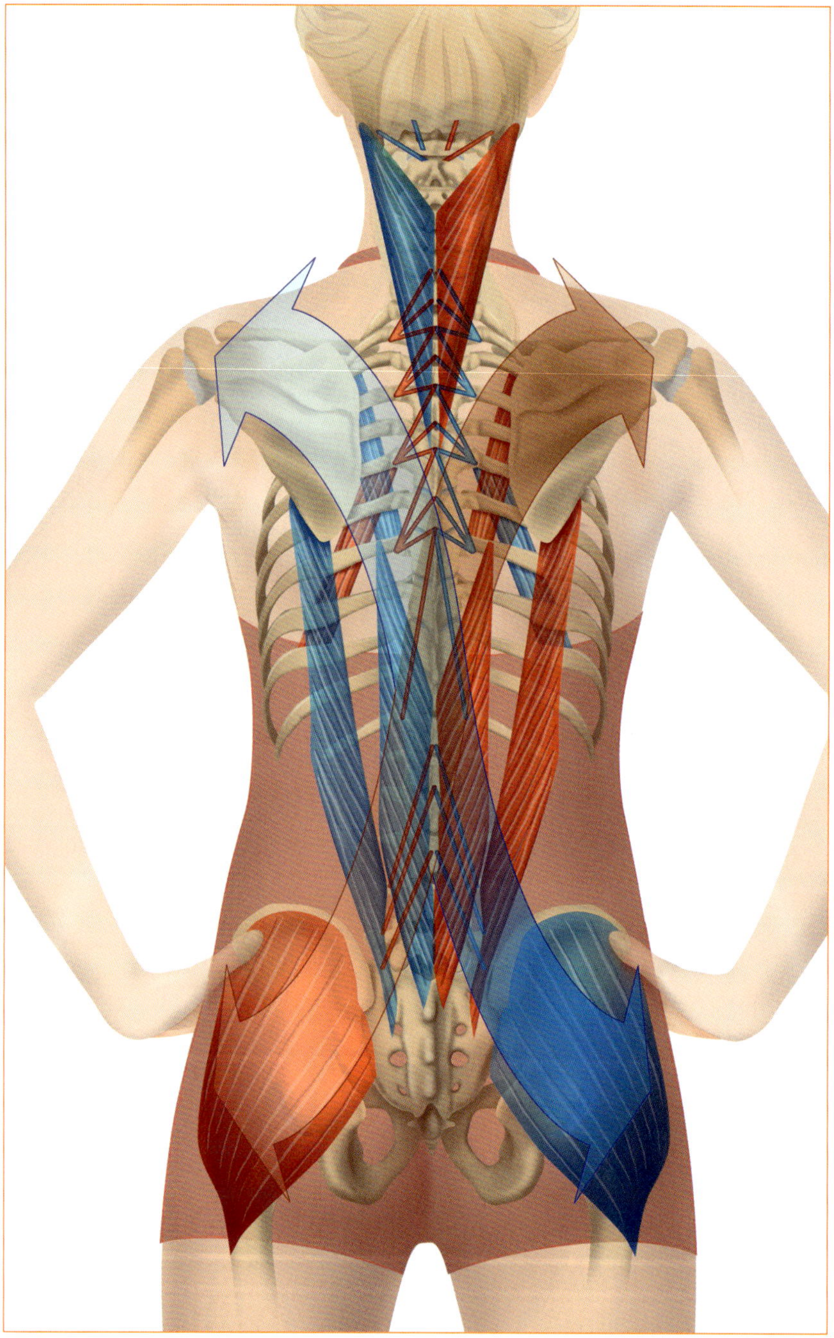

stabil am Boden auf oder tragen Sie eine schwere Tasche, dreht der Oberarm nach außen, während die Außenspiralbewegung des Schulterblattes erhalten bleibt.

Die Muskeln, die Ihr Schulterblatt in der Außenspirale positionieren, sind der vordere Sägemuskel (Musculus serratus) und der quer verlaufende Anteil des Trapezmuskels (Musculus trapezius). Der zweiköpfige Armmuskel, bekannter unter dem Kürzel „Bizeps“, beugt den Arm und führt die Hand zum Mund. Der vordere Deltamuskel (Musculus deltoideus) unterstützt ihn dabei kraftvoll. Sie können es erahnen, das Zusammenspiel der Muskeln ist komplex, um nicht zu sagen kompliziert. Einen Muskel lohnt es sich trotz der Vielfalt zu merken: Es ist der kleine Brustmuskel (M. pectoralis minor). Er muss elastisch nachgeben können, damit Ihr Schulterblatt locker in die Außenspirale drehen kann. Ist er verkürzt, zieht er das Schultergelenk permanent nach vorne-unten.

Skoliose: Spirale, wo keine hingehört

Die Wirbelsäule verläuft nicht kerzengerade durch unseren Körper, sie folgt einer leichten S-Form. Wenn Sie sich seitlich im Spiegel betrachten, sehen Sie diese S-Form: in der Lendenwirbelsäule ein „sanfter Schwung nach vorne" und in der Brustwirbelsäule ein „sanfter Schwung nach hinten". Von hinten betrachtet ist die Wirbelsäule kerzengerade. Nicht so bei der Skoliose! Hier macht die Wirbelsäule von hinten betrachtet einen „Schwung nach rechts und nach links".

Was ist Skoliose?

Betrachten wir den Rücken, so läuft das Rückgrat exakt in der Mittellinie vom Hinterhaupt nach unten zum Steiß. Mit dem bloßen Auge gut erkennbar ist eine Reihe kleiner Erhöhungen, die einzelnen Wirbelkörper sind wie eine Perlenkette schön untereinander gereiht. Bei der Skoliose verläuft diese Reihe nicht senkrecht, sondern macht eine Biegung, eine Auslenkung nach rechts und nach links. In der medizinischen Fachsprache wird dieses Phänomen als Skoliose bezeichnet.

Stellen Sie sich die Wirbelkörper als kleine Bauklötzchen vor und die Wirbelsäule als einen gerade gebauten Turm aus Bauklötzchen. Bei der Skoliose stehen diese Bauklötzchen nicht mehr übereinander, vielmehr sind sie seitlich versetzt und in sich verdreht und damit streng genommen gar nicht mehr „übereinander". Genau dies geschieht mit den Wirbelkörpern bei einer Skoliose: Aufgrund veränderter Druck- und Zugwirkungen der Muskulatur verdrehen sie sich. Die einzelnen Wirbelkörper werden asymmetrisch geformt und nehmen zum Teil eine Keilform an.

Auf diese Weise entsteht ein seitlicher Bogen in der Wirbelsäule. Um wieder ins Lot zu finden, macht die Wirbelsäule einen zusätzlichen Gegenschwung zur anderen Seite. Deshalb verläuft die Wirbelsäule bei einer Skoliose einmal nach rechts und einmal nach links, um so die Gesamtstatik der Wirbelsäule wieder ins Gleichgewicht zu bringen. Wie intelligent die Wirbelsäule sich verhält!

Es dreht und wölbt sich

Bei einer Skoliose können Sie durch Muskelkraft die Wirbelsäule nicht mehr ganz gerade strecken. Der seitliche Bogen und die Verdrehung in sich führen zu einem Verlust an Aufrichtung. Genau dort, wo sie zur Seite biegt, ist sie weniger beweglich. Weil sich die einzelnen Wirbelkörper zur Bogeninnenseite drehen, stehen die Rippen an der Bogenaußenseite weiter nach hinten heraus und bilden dort eine Vorwölbung. Eine hohe Seitabweichung geht meist mit einer größeren Verdrehung der Wirbelkörper einher. Das Ausmaß der Verdrehung

WISSEN

Fehlhaltung

Durch eine dauerhaft schlechte Haltung kann sich die Wirbelsäule zur Seite neigen, ohne dass dabei die einzelnen Wirbel in sich gedreht sind. Dann liegt keine eigentliche Skoliose vor, man spricht von einer skoliotischen Fehlhaltung. Der sichtbare Unterschied: Weder in der Brustwirbelsäule noch in der Lendenwirbelsäule tritt eine Wölbung hervor. Bei der skoliotischen Haltung kann die Wirbelsäule durch eigene Muskelkraft wieder vollständig aufgerichtet werden.

bestimmt also die Höhe der Rippenvorwölbung.

Die Lendenwirbelsäule weicht in die Gegenrichtung aus, so entsteht von hinten betrachtet die seitliche S-Form. Auch die Lendenwirbel drehen zusätzlich zur Bogenaußenseite. Der an der Bogenaußenseite liegende Muskel tritt dadurch weiter nach hinten hervor und zeigt sich in einer Vorwölbung im Lendenbereich.

wichtig

Beim vornübergebeugten Oberkörper findet sich auf Höhe der Brustwirbelsäule eine Vorwölbung auf der einen Seite und in der Lendenwirbelsäule eine Erhöhung auf der anderen Seite.

WISSEN

Osteopathische Medizin

Die Osteopathie behandelt gesundheitliche Störungen, die sich in einer Bewegungseinschränkung der inneren Strukturen des Körpers bemerkbar machen. Mit den Händen ertastet der Osteopath die Zugverhältnisse von Muskeln, Sehnen und Faszien und bekommt so Hinweise auf Fehlfunktionen. Durch entsprechende Griffe werden die normalen Zugverhältnisse weitgehend wiederhergestellt.

Bei den meisten Skoliosepatienten befindet sich der Hauptbogen in der Brustwirbelsäule und weist nach rechts. Die rechte Brustkorbhälfte steht weiter zur rechten Seite heraus und ist nach hinten gedreht. Manchmal ist die linke Brustkorbhälfte eingesunken, was Sie an einer tieferstehenden Schulter auf der linken Seite erkennen. Die rechte Schulter dreht und kippt nach vorne. Wenn Sie sich nach vorne beugen, wölben sich am Rücken der rechte Rippenbereich und der linke Lendenbereich vor. Weist der Hauptbogen zur linken Seite, zeigt sich das Bild spiegelverkehrt. Nicht immer finden sich alle diese Skoliosezeichen. Wie und wo sich die Skoliose äußert, hängt vom Ausmaß und der Art der Skoliose ab (siehe Seite 31).

Unter Spannung

Unser Körper besteht aus einer Vielzahl von Strukturen – Organe, Muskeln, Knochen und Gelenke – die alle miteinander verbunden sind. Die Verbindung stellen die sogenannten Faszien her. Das sind Bindegewebeschichten, die die einzelnen Körperstrukturen wie eine Hülle umgeben. Diese Faszien stehen unter Spannung, üben so einen gewissen Zug aufeinander aus. Die Neigung zur Skoliose ist an asymmetrischen Spannungsmustern erkennbar, noch bevor sich die skoliotische Abweichung der Wirbelsäule manifestiert. Bereits in frühen Lebensjahren weichen die Druck- und Zugkräfte im Kopf, Bauch und Beckenraum von den normalen Verhältnissen ab. Schräge Fehlzüge im Körperinneren in Kombination mit einem asymmetrischen Wachstum der Wirbelsäule zwingen die Wirbelsäule, ihre Form und ihr Bewegungsverhalten zu verändern.

Spirale mit Einschränkung

Skoliose bedeutet für den Körper, dass er beim Gehen und Laufen in ein chronisches Ungleichgewicht zwischen links- und rechtsdrehenden Rumpfbewegungen gerät. Die Wirbelsäule versucht, dieses Ungleichgewicht zu kompensieren, woraufhin eine neue asymmetrische „Mittelstellung“ entsteht. Der Rumpf ist dreidimensional verformt. Diese Verformung und die knöcherne Abweichung einzelner Wirbel von der Mittellinie bedeuten eine Einschränkung der Bewegungssymmerie. Kurzum: Die natürliche Rechts-links-Drehung der Wirbelsäule beim Gehen und Laufen ist auf eine Seite hin eingeschränkt.

Ursache meist unbekannt

Bei den meisten Skoliosen ist die Ursache unbekannt. 80 bis 90 Prozent gehören in diese Gruppe der idiopathischen Skoliosen. „Idiopathisch“ ist der medizinische Begriff für „ohne erkennbare Ursache“. Die Skoliose tritt ohne erkennbaren Grund vor Ende der Skelettausreifung ein, noch bevor die endgültige Körpergröße erreicht ist. Mädchen sind viermal häufiger betroffen als Jungen, was auf einen Zu-

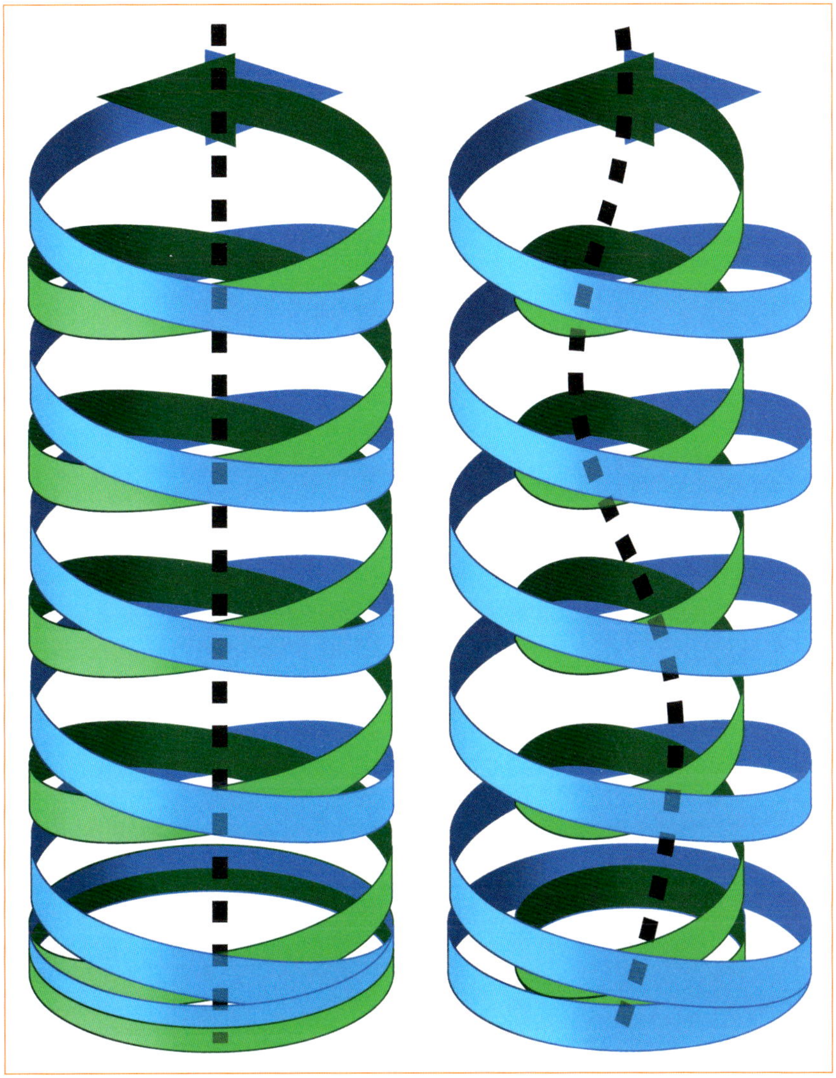

▲ Schematische Darstellung des Rumpfes: links eine funktionierende Rechts-links-Dynamik, rechts behindert die Fixierung einer der beiden Spiralen die natürliche Rechts-links-Dynamik. Die Wirbelsäule weicht seitlich in Form einer Spirale aus.

sammenhang von Skoliose und einer Stoffwechsel- und Hormonstörung in Zeiten gesteigerten Längenwachstums hinweisen könnte. Die Ursachen der idiopathischen Skoliose sind jedoch bis heute unzureichend erforscht. Ohne ersichtlichen Grund wachsen ein oder mehrere Wirbelkörper auf der Bogeninnenseite „langsamer“, dies vor allem in der Wachstumsphase.

Nur bei 10–20 Prozent der Skoliosen ist die Ursache bekannt. In seltenen Fällen, manchmal schon beim Säugling, führt eine angeborene Fehlbildung der Wirbelkörper dazu, dass sich die Wirbelsäule seitlich verformt. Auch nach schweren Unfällen, Verletzungen oder Entzündungen können sich die Wirbelkörper verformen und so zu Skoliose führen. Ebenso gelten einige seltenere Erkrankungen im Zusammenhang mit Lähmungen, Muskel- oder Bindegewebeerkrankungen als Ursache. Schließlich begünstigen eine unterschiedliche Länge der Beine (Beinlängendifferenz) oder Verdrehungen im Beckenbereich die Entstehung einer sekundären Skoliose.

Wie verläuft die Skoliose?

Die Skoliose ist eine Gestalt- und Wachstumsveränderung der Wirbelsäule. Das bedeutet: Skoliosepatienten kommen in der Regel nicht mit Skoliose auf die Welt, sie entwickelt sich im Laufe der Zeit. Die meisten Skoliosen werden vor oder zu Beginn der Pubertät erkannt, etwa um das zwölfte Lebensjahr.

Wird die Skoliose erst am Ende der Wachstumsphase, etwa im 17. Lebensjahr, festgestellt, ist nur noch mit einer geringen Zunahme des Skoliosewinkels zu rechnen. Häufig sind die Kinder jedoch jünger, manchmal fünf bis acht Jahre jung. Je jünger das Kind und je höher der Skoliosewinkel bei der Erstdiagnose, desto wichtiger ist eine engmaschige Kontrolle durch einen erfahrenen Orthopäden. Bis zum Erwachsenenalter hat das Kind mehrere Wachstumsphasen zu überstehen. Und in jeder Wachstumsphase kann der Skoliosewinkel weiter zunehmen. Im Kindesalter entdeckte Skoliosen werden, wenn sie unbehandelt bleiben, im Laufe der Zeit mit großer Wahrscheinlichkeit schlechter. Ohne gezielte Bewegungsschulung, mit der die eingeschliffenen Bewegungsmuster verändert werden, steht einer Verschlechterung Tür und Tor offen.

WISSEN

Seitengleich ist Trumpf

Wer sich in der Schule mit dem Oberkörper seitlich auf dem Tisch lümmelt oder auf der Seite im Bett liegt und liest, tut das meist auf der größeren Bogenaußenseite – das ist die „bequeme Seite". Aber alle einseitigen Belastungen verstärken das Ungleichgewicht im Rücken und verschlimmern den Skoliosewinkel.
Wenn der Stuhl ganz nahe am Tisch steht, wenn Tisch und Stuhl den Oberkörper wie ein Sandwich einbetten, ist es viel leichter, aufrecht und bequem zu sitzen. Ein Sweatshirt oder ein Schal im Rücken hilft, sich bequem an die hölzernen Stuhllehnen in der Schule zu schmiegen. Viele Schüler haben die Angewohnheit, ihr Blatt schräg vor sich zu legen und dann zu schreiben. Dadurch entsteht bei einem Rechtshänder eine Drehung in der Wirbelsäule, die eine thorakal rechtskonvexe Skoliose (das ist häufigste Skolioseart) noch verstärkt.

Um ein wichtiges Therapieprinzip vorweg zu nehmen: Durch die Skoliose sind die Wirbelkörper asymmetrisch belastet. Bei seitenungleicher Belastung wachsen sie weiter asymmetrisch, was den Skoliosewinkel vergrößert. Deshalb gilt es, bei allen Alltagsbewegungen die Wirbelsäule einer balancierenden, möglichst seitengleichen Beanspruchung auszusetzen.

Die Konsequenzen für den Körper

Ist die Skoliose nicht schmerzhaft, stört sie faktisch im Alltag nicht. Man sieht sie kaum – nur ein geschulter Blick kann von hinten eine Skoliose erkennen. Das eigene Spiegelbild von vorne betrachtet zeigt die Verformung des Rückens nicht. Erst ein zweiter Spiegel – und ein genauer Blick – offenbaren die Veränderung.

Bedenken Sie, die Größe des Skoliosewinkels hat in der Regel wenig mit den Symptomen zu tun. In meiner Berufslaufbahn habe ich mehrfach Patientinnen erlebt, die trotz Skoliosewinkel über 50 – 60 Grad schmerzfrei durchs Leben gehen. Zwar sind durch die Formveränderung der Wirbelsäule ab der zweiten Lebenshälfte degenerative Veränderungen zu erwarten, aber durch einen koordinierten Gebrauch wird der Verschleiß minimiert und bleibt oft schmerzfrei. Ich kann Ihnen versichern, viele junge wie ältere Patientinnen sitzen mir gut gelaunt gegenüber und starten voller Elan die „Skoliose-Bewegungsschulung im Alltag". Lassen Sie sich nicht von Horrorszenarien verrückt machen. Entscheidend ist, wie Sie mit sich umgehen und wie Sie intelligent vorsorgen.

Therapeuten haben den sogenannten „Diagnoseblick", den sie nur mit Anstrengung ausschalten können. Schärfen Sie Ihren Blick und lassen auch Sie einmal in der Fußgängerzone den Diagnoseblick schweifen, Sie werden sehen, kaum ein Mensch ist wie im Anatomiebuch geformt. Der eine läuft mit X-Beinen, der andere mit einem Rundrücken über die Straße, der Dritte zieht die Schultern bis zu den Ohren hoch. Das sind Haltungsfehler, die im Laufe der Zeit zu Verspannungen und Schmerzen führen können.

Sie als Skoliosepatient haben schon früh gelernt, auf Ihren Körper zu hören und konstruktiv mit ihm umzugehen. Das minimiert Verspannungen, Schmerzen und Funktionseinbußen.

So können Schmerzen entstehen

Die Formveränderung der Wirbelsäule bringt Mehrbelastungen für den Körper mit sich. Die ungleich geformte Wirbelsäule hinterlässt im Laufe des Lebens Spuren an den kleinen Wirbelgelenken. An der Bogeninnenseite werden sie vermehrt belastet und zeigen Abnutzungserscheinungen in Form von Arthrosen. Die Fachsprache betitelt dies als Spondylarthrose. Koordinierte Bewegung, das heißt, verschleißfreie oder zumindest verschleißarme Bewegungen in den Alltag zu integrieren, ist ein intelligenter und wirkungsvoller Ansatz, um Schmerzen zu verhindern.

wichtig

Die Wirbelsäulenform ist, wie sie ist. Was Sie aus ihr und mit ihr machen, liegt in Ihren Händen.

WISSEN

Nobody is perfect

Während einer Shopping-Tour in der Umkleide einer Boutique sind manchmal die zweiseitigen Spiegel ungnädig mit dem eigenen Spiegelbild. Unverhüllt zeigt sich dort der Rücken, das Neonlicht tut sein Übriges. Ob Nase, Po oder Beine, es gibt immer etwas auszusetzen. So what, nobody is perfect!

Jedes Gelenk ist bei unkoordiniertem Gebrauch vermehrt von Verschleiß betroffen. Da die Skoliose die Koordination des gesamten Körpers verändert, stellt sich Ihnen eine besondere Herausforderung: Es muss Ihnen gelingen, das gesamten Bewegungssystem körpergerecht zu nutzen und sowohl Ihre Wirbelsäule als auch Ihre Arm- und Beingelenke optimal zu belasten. Mit anderen Worten: Es geht nicht um irgendein Detail, einen einzelnen Wirbelkörper oder um zwei Rippen. Es geht viel mehr ums Ganze, um den ganzen Körper, um Sie.

Aufgepasst: Es kommt vor – meist erst ab der zweiten Lebenshälfte –, dass bei hochgradiger Lumbalskoliose (siehe Seite 31) einer der Nerven komprimiert wird. An der Bogeninnenseite wird je nach Schweregrad des Skoliosewinkels der Platz für den austretenden Nerv relativ eng. Der entstehende Ischias-Schmerz strahlt meist bis ins Bein. Manchmal fühlen sich die Großzehe oder die Fußsohle taub an. Das sind ernst zu nehmende Befunde, die durch gezielte Therapie meist gut in den Griff zu bekommen sind.

Eine Frage der Hormone?

In Phasen hormoneller Umstellung wie Pubertät, Schwangerschaft und Wechseljahre ist es von Vorteil, dem Verlauf der Skoliose besondere Aufmerksamkeit zu schenken. Die Erfahrung zeigt, dass Frauen in hormonintensiven Lebensphasen – speziell in Kombination mit großer körperlicher Belastung – einer Vergrößerung des Skoliosewinkels aktiv entgegensteuern sollten. Die Zusammenhänge zwischen hormoneller Umstellung und Aufbau des Knochengerüsts sind naheliegend, aber noch nicht vollständig erforscht.

WISSEN

Wirbelgleiten

Spondylolisthesis nennen Fachleute eine Instabilität der Wirbelsäule, bei der sich meist der fünfte Lendenwirbelkörper gegen das Kreuzbein nach vorne verschiebt. Es entsteht ein vermehrtes Hohlkreuz, das den Patienten oft Kreuzschmerzen verursacht. Eine gezielte Beckenaufrichtung steuert solch schmerzhaften Veränderungen entgegen.

Herz und Lungen meist nicht betroffen

Das Schreckensgespenst, durch Skoliose an einer Einschränkung der Herz- und Lungenfunktion zu erkranken, existiert leider immer noch. Ich habe kleine Mädchen mit einem Skoliosewinkel von 30 Grad erlebt, die zitternd vor mir saßen und dachten, sie bekämen im Alter keine Luft mehr. Manchmal ist es Ärzten, Therapeuten und auch Sachbuchautoren nicht bewusst, welche Ängste sie durch diese Aussagen schüren.

Erst ab einem Skoliosewinkel um 90 Grad sind solche Einschränkungen zu erwarten. Schwerste Skoliosen sind heutzutage zum Glück nur noch ganz selten anzutreffen, denn die Vielfalt an Therapiemöglichkeiten kann solch starke Ausprägungen meist verhindern. Ausdauersport stärkt auch bei Skoliosepatienten das Herz-Kreislauf-System und die Lungen. Viele meiner Patientinnen besitzen dank der dreidimensionalen Brustkorbbeweglichkeit ein großes Lungenvolumen und dank regelmäßigem Sport eine gesunde Herzfunktion.

Gut gerüstet

Durch gezielte Bewegungsschulung lassen sich Grundmuster, die zu Beschwerden geführt haben, verändern. Bewegungsmuster aufzugeben, die sich über Jahre eingeschliffen haben, benötigt neben der Erkenntnis auch Zeit. Wer das Prinzip einmal verstanden hat, kann mit wesentlichen Verbesserungen der persönlichen Gesundheit und der Lebensqualität rechnen.

Dass die Beweglichkeit in den Gelenken ohne Training abnimmt, ist bekannt. Wer rastet, rostet, sagt das geflügelte Wort. Machen Sie Ihren Alltag zum Training! Damit steigen Ihre Chancen, bis ins hohe Alter schmerzfrei und beweglich leben zu können. Haltungsschäden, welche die Lebensqualität vor allem in der zweiten Lebenshälfte einschränken, sind nicht Schicksal. Das Motto ist: Alte Bewegungs- und Haltungsmuster verlernen, neue Bewegungsintelligenz gewinnen. Gefragt ist eine neue, intelligente und dreidimensionale Bewegungsqualität – erlernt in der Therapie, umgesetzt im Alltag. Lebenslänglich.

Skoliose erkennen: die Diagnose

Ist in ihrer Familie bereits eine Skoliose bekannt, beispielsweise bei Mutter, Oma, Tante, Vater oder bei älteren Geschwistern? Dann ist es ratsam, Kinder – insbesondere Mädchen – regelmäßig vom Orthopäden untersuchen zu lassen, während der Wachstumsschübe ruhig zweimal im Jahr. Die Frühphase der Skoliose verläuft für Patienten und Angehörige oft unbemerkt, bis dann scheinbar „plötzlich“ innerhalb weniger Monate der Prozess nach außen sichtbar wird. Orthopäden wissen, nach welchen Frühzeichen sie suchen müssen, und können bei Verdacht auf Skoliose ein Röntgenbild anfertigen.

Aber Sie können genau hinschauen! Betrachten Sie beispielsweise Ihr Kind beim Schuhebinden. Während es den Oberkörper nach vorne beugt, können sie unbemerkt Symmetrie und Gleichmäßigkeit der beiden Rückenhälften vergleichen. Wichtig ist es, vor allem die sensiblen Wachstumsphasen im Blick zu haben: Messen Sie jeden Monat die Körperlänge, das ist ein genaueres Maß zum Erkennen einer Wachstumsphase als die bloße Erkenntnis, dass die Hosen zu kurz werden.

Im Jugendalter zeigen sich besonders die jungen Mädchen nicht so gern Ihren Eltern. Deshalb ist es in dieser Lebensphase oft schwer, eine Skoliose zu bemerken. Nutzen Sie zum Beispiel die Sommerferien oder einen Faulenzertag auf der Terrasse: Bikini oder Badehose erlauben einen freien Blick auf den Rücken Ihres Kindes. Der fremde Blick von außen ist oft entscheidend. Die eigene Körperwahrnehmung der Kinder ist kein zuverlässiges Indiz, denn sie ist bei Skoliose oft massiv verändert: Der Teenager fühlt sich gerade so, wie er ist. Zudem verspürt er meist keine Schmerzen im Rücken. Die Formveränderung entzieht sich unbemerkt der Eigenwahrnehmung.

Ein klassischer Rundrücken ist meist viel auffälliger: Der Rücken wölbt sich sichtbar nach hinten, der Kopf ist nach vorne verlagert. Besonders im Sitzen und Stehen sind diese Zeichen gut erkennbar. Forschen Sie bei Ihrem Kind vor allem nach den Anzeichen eine Skoliose: ein abstehendes Schulterblatt, Schultern auf unterschiedlicher Höhe, ein seitlich herausstehendes Becken, ein seitlich versetzter und nach hinten gedrehter Brustkorb. Im Zweifelsfall suchen Sie einen Orthopäden auf, auch wenn nur eins der genannten Anzeichen zu sehen ist.

WISSEN

Skoliose-Botschaften

Manchmal entdeckt die Schneiderin eine Skoliose, beispielsweise wenn sie beim Umnähen Ihrer Hose bemerkt, dass sie die Hosenbeine unterschiedlich kürzen muss. Das kommt daher, dass bei manchen Skoliosepatienten das Becken schief steht. Passt Ihnen die Schneiderin ein Kleid an, stellt sie vielleicht unterschiedlich geformte Rückenhälften fest.
Manche Frauen merken, dass sie ihre BH-Träger unterschiedlich lang stellen, weil eine Schulter etwas nach vorne gedreht und abgesunken ist. Beachten Sie solche Botschaften, sie sind Aufforderung und Chance zugleich, den eigenen Körper besser kennenzulernen.

Selbstvorwürfe über Bord!

Viele Eltern machen sich Vorwürfe, die Skoliose Ihres Kindes nicht rechtzeitig erkannt zu haben. Vom unsichtbaren zum sichtbaren Stadium dauert es manchmal nur wenige Wochen. Ich habe Kinder von Ärzten und Therapeuten erlebt, die unbemerkt eine Skoliose entwickelt haben. Wie sollen Sie als Laie eine Skoliose im Frühstadium erkennen? Geht nicht! Deshalb Freispruch. Selbstvorwürfe sind so menschlich wie unnötig. Und nie zielführend. Nehmen Sie die alte Last von sich und helfen Sie jetzt Ihrem Kind, Zuversicht und konkrete Lösungen zu finden.

Das macht der Arzt

Besteht der Verdacht auf Skoliose, suchen Sie am besten einen Orthopäden auf. Er führt eine Reihe von Untersuchungen durch, um die Diagnose zu sichern. Ob eine Wirbelsäule in einer skoliotischen Form fixiert ist oder nicht, kann der Arzt im Röntgenbild erkennen. Der Schwung der Wirbelsäule zur Seite ist auf dem Bild mit dem bloßen Auge erkennbar. Wie weit der Verlauf von der Norm abweicht, wird mit dem Skoliosewinkel – dem Cobb-Winkel – gemessen. Eine normale kerzengerade Wirbelsäule hat einen Cobb-Winkel von 0 Grad. Eine leichte Seitkrümmung bis zu 10 Grad ist normal – bei Rechtshändern meist auf die rechte Seite, bei Linkshändern auf die linke Seite.

Bei einer echten Skoliose geben die Gradzahlen das Ausmaß der Wirbelsäulenabweichung wieder. Werden in den folgenden Jahren erneut Röntgenbilder angefertigt, wird auch der Cobb-Winkel neu gemessen und mit den bisherigen Werten verglichen. So zeigt sich, ob die Skoliose fortschreitet, stabil bleibt oder dank Therapie eine Besserung eingetreten ist.

Bei Kindern und Jugendlichen werden zusätzlich die Knochenreife und das

▶ Der Skoliosewinkel im Röntgenbild ist ein Maß für Abweichung der Wirbelsäule.

WISSEN

Skoliosewinkel

Um diesen Winkel messen zu können, benötigt der Arzt ein Röntgenbild: Er zeichnet eine Linie oberhalb des Wirbels, der den Seitbogen einleitet, und eine weitere unterhalb des letzten Wirbels im Bogen. Der Winkel zwischen diesen beiden Linien ist der Cobb-Winkel oder Skoliosewinkel. Bei der kerzengeraden Wirbelsäule ist der Cobb-Winkel null Grad. Leichte Abweichungen bis 10 Grad gelten als normal. Ab 10 Grad Seitbogen liegt eine Skoliose vor.

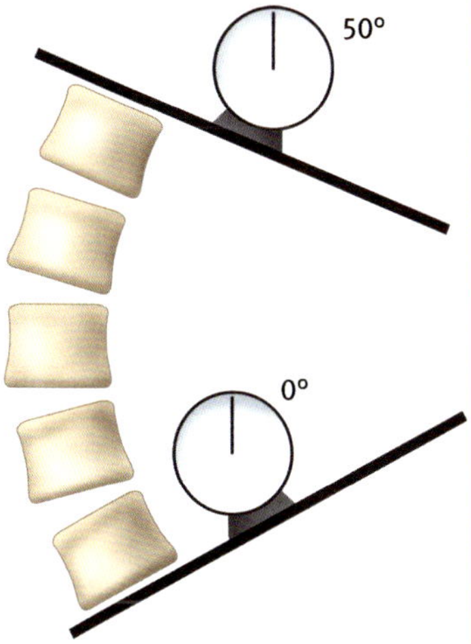

noch zu erwartende Längenwachstum mittels Röntgenaufnahme bestimmt. Hierfür wird der Beckenkamm oder die linke Hand geröntgt. Dies gibt Aufschluss darüber, inwieweit die Wachstumsfugen offen oder geschlossen sind. Sind sie weit offen, wird das als Risser-Zeichen 1 beschrieben. Hier kann und muss noch mit einem großen Längenwachstum gerechnet werden. Mit Risser-Zeichen 5 ist die Wachstumsfuge fast geschlossen, und es ist mit keinem signifikanten Längenwachstum mehr zu rechnen.

Der Arzt hat zudem die Möglichkeit, computerassistiert die exakte Beweglichkeit des Rückens zu messen. Bewährt hat sich hier die MediMouse – die Rückenmaus. Mithilfe dieses handlichen Gerätes fährt er die Wirbelsäule entlang. Dabei registriert ein integriertes Messrad die abgefahrene Wegstrecke. Ein Sensor misst in zwei Ebenen die Abweichung relativ zum Lot. So werden Hohl- und Rundrücken (Lordosen und Kyphosen), Rechts- und Linksneigungen (Skoliosen) sowie die Beweglichkeit der einzelnen Wirbel (segmentale Beweglichkeit) gemessen. Auch über Haltung und Beweglichkeit des Beckens gibt der Test Aufschluss.

Das Verfahren ist strahlungsfrei und stellt die funktionellen Eigenschaften der Wirbelsäule dar. Es ersetzt nicht das Röntgenbild. Innerhalb von wenigen Minuten hat der Arzt einen guten Überblick über die Funktionsfähigkeit der Wirbelsäule und ihrer einzelnen Abschnitte. Auch Therapieeffekte sind damit gut nachvollziehbar.

Die Skoliosearten

Die Medizin unterscheidet verschiedene Skoliosearten, je nachdem, an welcher Stelle der Wirbelsäule der Bogen sichtbar wird.

Thorakalskoliose. Der Begriff leitet sich vom griechischen Wort Thorax für Brust oder Rumpf ab. Im Röntgenbild

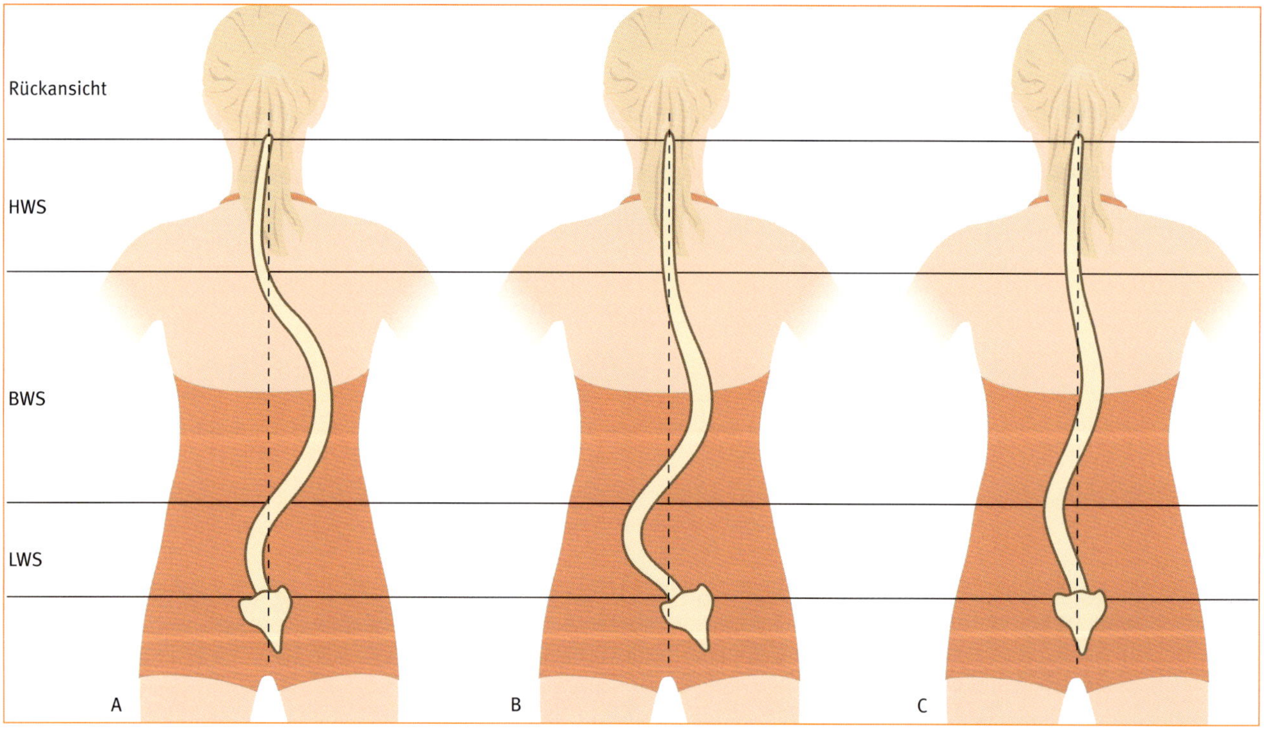

> **WISSEN**
>
> **Wachstumsfugen**
>
> Röhrenknochen bestehen aus einem mehr oder weniger geraden Mittelstück und einem meist kugeligen, von Knorpel überzogenen Endstück (Epiphyse). Zwischen Mittel- und Endstück befindet sich bei Kindern und Jugendlichen die Wachstumsfuge: eine knorpelige Verbindung, an der das Längenwachstum der Knochen stattfindet. Erst wenn das Längenwachstum vollständig abgeschlossen ist, verknöchert die Fuge.

ist der Hauptbogen in der Brustwirbelsäule erkennbar. Es gibt zusätzlich noch einen kleineren Gegenbogen in der Lendenwirbelsäule. Die thorakale rechtskonvexe Skoliose ist die häufigste Skoliose. Hier weist der Bogen in der Brustwirbelsäule nach rechts.

Lumbalskoliose. Im Röntgenbild ist der Hauptbogen in der Lendenwirbelsäule erkennbar (lat. Lumbus = Lende). Zusätzlich kommt es zu einem kleineren Gegenbogen in der Brustwirbelsäule.

Thorakolumbalskoliose. Bei dieser Form zeigt im Röntgenbild ein Bogen, der sich sowohl über die Brustwirbelsäule als auch über die Lendenwirbelsäule erstreckt.

Kyphoskoliose. Als Kyphose bezeichnet man eine nach hinten gekrümmte Wirbelsäule. Kyphos stammt aus dem Griechischen und bedeutet „vorwärts gebeugt". Zusätzlich zur Skoliose besteht bei der Kyphoskoliose ein Rundrücken. Dies ist vom Auge oder im Röntgenbild am besten in der Seitaufnahme erkennbar.

Beweglich bleiben: die Therapie

Eine Skoliose wird je nach Ausmaß des Skoliosewinkels unterschiedlich therapiert. Wird eine Skoliose im Kindes- oder Jugendalter festgestellt und beträgt der Skoliosewinkel weniger als zehn Grad, helfen ein paar Therapiesitzungen, um die Haltung und das Bewegungsgefühl zu stärken. Untersuchung durch den Orthopäden in jährlichen Abständen kontrollieren den Verlauf. Skoliosewinkel über zehn Grad sind behandlungsbedürftig. Leichte Skoliosen mit einem Skoliosewinkel bis 20 Grad werden mit Physiotherapie behandelt. Wurde eine höhergradige Skoliose mit einem Skoliosewinkel über 20 Grad festgestellt, reicht Physiotherapie alleine in der Regel nicht aus. Dann ist es im Wachstumsalter sinnvoll, mit dem behandelnden Arzt den Einsatz eines Korsetts zu diskutieren – mit all seinen Vor- und Nachteilen. Die Korsettversorgung wird heute kontrovers diskutiert, insbesondere die fehlende Akzeptanz durch Kind und Familie stellen den unbestrittenen Wert des Korsetts infrage. Das Korsett kann seine Wirkung nur entfalten, wenn es Tag und Nacht getragen wird. Bei schweren Skoliosen mit einem Skoliosewinkel von über 50 – 60 Grad gibt es die Möglichkeit einer operativen Aufrichtung der Wirbelsäule.

◄ Skoliosearten:
A Thorakalskoliose nach rechts;
B Lumbalskoliose nach links;
C Thorakolumbalskoliose kombiniert.

Generell hat jede Therapie das Ziel, ein Fortschreiten der Skoliose zu verhindern oder den Skoliosewinkel zu verkleinern. Bewegungstherapie und aktive Übungen haben den Vorteil, Beschwerden gezielt angehen zu können: Die Therapie vermag Schmerzen zu reduzieren oder zu beseitigen. Überlastungen und Abnützungen von Gelenken an Wirbelsäule, Hüfte, Knie oder Schulter kann entgegengewirkt werden. Verspannte Bereiche am Rücken, die sich in den alltäglichen Bewegungsgewohnheiten nicht bewegen, werden wiederbelebt und erlangen neue Bewegungsfreiheit und Durchlässigkeit.

wichtig

Das neue Körpergefühl, das im Körper bei intelligenter Bewegungstherapie heranwächst, ist vermutlich das lohnendste Therapieziel. Es zeigt sich nach innen als Wohlbefinden und positives Lebensgefühl, nach außen als Lebendigkeit und positiver Ausstrahlung.

Unter physiotherapeutischer Anleitung entwickelt der Heranwachsende ein differenziertes Körpergefühl. Das ist die beste Voraussetzung für ein unbeschwertes Leben mit einer Skoliose. Es gibt bestimmte Bewegungsmuster, die das Fortschreiten der Skoliose verstärken. Ballett beispielsweise: Obschon auf „gute Haltung" geachtet wird, nehmen Skoliosen eher zu als ab. Auf den zweiten Blick schon fast logisch: Es fehlt die individuelle Bewegungskorrektur im Alltag. Bewegungen im Skoliosemuster gilt es zu vermeiden und durch Bewegungen zu ersetzen, die dem Rücken guttun und funktionell korrigierend wirken. Dies lernt der Jugendliche in der Physiotherapie. Dazu gehören Tipps für ein rückengerechtes aktiv-dynamisches Sitzen in der Schule, zu Hause bei den Hausaufgaben oder eine entspannt aufrechte Haltung am Abend vor dem Fernseher.

Atmend: die Therapie nach Schroth

Diese Methode wurde um 1920 von Katharina Schroth entwickelt. Ihre Tochter Christa Lehnert-Schroth hat die Methode weiterentwickelt, und bis heute wird sie in der Asklepios Katharina-Schroth-Klinik in Bad Sobernheim angewendet. Es ist eine physiotherapeutische Methode, die die Wirbelsäule zu korrigieren trachtet. Dies geschieht durch ein asymmetrisches statisches Üben. Der Aufbau einer Übung besteht in der Regel aus vier Bestandteilen.

Die Übungen beginnen in Seiten-, Rücken- oder Bauchlage, im Sitzen oder Stehen. Lagerungssäckchen, Bänder und Stäbe können benutzt werden, um die Wirbelsäule in einer möglichst korrigierten Stellung zu halten. Bei Lumbalskoliosen werden aktive Beckenkorrekturen mit eingebaut. Im zweiten Schritt wird die Wirbelsäule aktiv verlängert. Dies geschieht durch das sogenannten „Rekeln". Vom Becken strecken Sie die Wirbelsäule Wirbel für Wirbel in kleinen Seitschwüngen bis zum Kopf aktiv nach oben. Dadurch richtet sich die Wirbelsäule auf und verlängert sich.

Im dritten Schritt kommt die Drehwinkel-Atmung zum Einsatz. In der Einatmungsphase wird die Atmung in die eingesunkenen Rücken- und Brustkorbhälften gelenkt. Die Atmung wird nach seitwärts, rückwärts und kopfwärts gelenkt und entdreht somit die Wirbelsäule von innen. Die skoliotisch veränderte Brustkorbstellung wird durch die dreidimensionale Atmung korrigiert. Die eingefallenen Seiten des Rumpfes weiten sich, und die vorgewölbten Stellen flachen ab. Dieses Korrekturergebnis wird nun während der Ausatmungsphase gehalten, indem der Patient die Muskeln für einige Sekunden kräftig anspannt. Auch dabei helfen die Übungsstäbe oder Bänder. Eine Übung wird in der Regel fünf bis zehn Minuten wiederholt.

Die asymmetrischen Übungen kräftigen die Muskulatur. Indem Sie sich bei den Übungen selbst beobachten, stärken Sie Ihre Selbstwahrnehmung und können das neue Haltungs- und Korrekturgefühl im Alltag anwenden. Alle gelernten Übungen können selbständig ausgeführt werden.

Reflexartig: die Vojta-Methode

Die Vojta-Methode ist eine passive Behandlung, das heißt, sie funktioniert ohne die aktive Mitarbeit der behandelten Person. Sie eignet sich daher ideal für die Behandlung von Säuglingen. Auch Jugendlichen oder Erwachsenen hilft die Methode, allerdings wird die Hilfe eines Therapeuten oder einer anderen Person, die in der Methode angelernt wurde, benötigt.

Ziel der Vojta-Behandlung ist es, die Wirbelsäule aufzurichten und die Greif- und Stützfunktion der Arme und Beine zu fördern. Dabei setzt die Behandlung an den angeborenen Bewegungsmustern im Gehirn an. Vàclav Vojta, Arzt und Erfinder der Methode, entdeckte, dass Säuglinge durch Druck

WISSEN

Positiver Effekt

Meine mehrmaligen Aufenthalte als Patientin in der Katharina-Schroth-Klinik ermöglichten mir den Austausch mit Gleichgesinnten. Die intensive Therapie war gewinnbringend für mein Körpergefühl und für die Einsicht, dass mein Körper veränderbar ist.

auf bestimmte Reflexpunkte am Körper immer mit den gleichen Bewegungsautomatismen reagierten. Vojta schlussfolgerte daraus, dass Patienten durch die Behandlung der Reflexpunkte gezielt Bewegungsmuster (wieder) erlernen können, Bewegungsmuster, die zwar im Gehirn gespeichert sind, dem Körper aber (momentan) nicht verfügbar sind. Damit der Körper diese Bewegungsanbahnung auf Dauer in seine Spontanmotorik einbaut, muss die Anwendung mindestens zweimal täglich erfolgen. Diese Regelmäßigkeit ist eine nicht zu unterschätzende Belastung für Kind und Eltern.

Manchmal unumgänglich: das Korsett

Das Korsett ist eine speziell angepasste, abnehmbare Stützhülle, die die Wirbelsäule in einer möglichst aufgerichteten und entdrehten Stellung fixiert. Der Rumpf wird mithilfe eines Gipsabdrucks abmodeliert oder mit einer computergestützten Aufnahme dreidimensional vermessen. Dann fertigt der Orthopädiemechaniker das Korsett aus Kunststoffmaterialien.

Es gibt verschiedene Korsettarten. Das früher verwendete Milwaukee-Korsett fixiert Hals und Becken. Im Gegensatz dazu wird beim heute verwendeten Chênau-Korsett das Becken und der obere Brustkorbanteil fixiert. Die Entdrehung und Aufrichtung wird durch Druckpunkte – in der Fachsprache Pelotten – und Expansionszonen, also Freiräume, im Korsett erreicht. Je nach Alter der Patientin und Höhe des Skoliosewinkels ist es manchmal unumgänglich, ein Korsett einzusetzen. Je jünger ein Kind und je höher der Skoliosewinkel, desto notwendiger ist der Einsatz eines Korsetts.

wichtig

Mit Korsett besteht die Chance, während der Wachstumsphase eine Verstärkung der Skoliose zu verhindern oder den Wachstumsschub sogar zur Aufrichtung der Wirbelsäule zu nutzen.

Dafür muss das Kind das Korsett konsequent tragen, 16 bis 23 Stunden täglich sollten es schon sein. Das heißt im Klartext: Tag und Nacht. Ein Korsett stellt eine passive Korrektur der Wirbelsäule dar. Ein weiterer elementarer Bestandteil der Therapie ist die Physiotherapie im Sinne einer aktiven Bewegungsschulung und Muskelkräftigung. Die Eingewöhnungsphase ist die schwierigste Phase im „Korsetttragestress". Ist diese überstanden, stellt sich in der Regel eine Gewöhnung ein. In der Eingewöhnungsphase, wenn der Körper den Druck des Korsetts noch nicht toleriert, ist es erleichternd, das Korsett für einige Minuten etwas lockerer zu schnallen. Das Korsett an- und auszuziehen, erschwert die Eingewöhnungsphase. Wer am Anfang mit Korsett nicht schlafen kann, sollte es für mehrere Tage nachts weglassen, damit der Schlafmangel nicht zusätzliche Kräfte raubt. Gerade bei der Eingewöhnung gilt es, den Fokus auf das bereits Erreichte zu lenken.

WISSEN

Aktiv versus passiv

Als meine Skoliose mit zwölf Jahren entdeckt wurde, begann ich mit der Vojta-Methode. Rückblickend finde ich es schade, dass mir keine aktive Behandlung angeboten wurde. Etwas für sich selbst tun zu können und in Bewegung zu bleiben, kommt dem Naturell eines aktiven und bewegungsfreudigen Teenagers eher entgegen.

Natürlich schränkt das Korsett die Bewegungsfreiheit ein und bietet in puncto Ästhetik keine Pluspunkte. Besonders Jugendliche tun sich schwer, sich selbst trotz Korsett positiv wahrzunehmen. Gerade beginnen sie, ihr Äußeres zu entdecken, da erhalten sie durch das Korsett einen Dämpfer. Das Gefühl, anders zu sein als die Schulkameraden, nicht bei allem mitmachen zu können, kann zusätzlichen Stress für die Heranwachsenden bedeuten. Hier ist eine liebevolle Unterstützung durch die Eltern gefragt, liebevoll, aber auch nachdrücklich, denn auf lange Sicht ist das Tragen des Korsetts unbedingt von Vorteil.

Einschneidend: Operation

Die Entscheidung für eine Operation ist eine individuelle Entscheidung. Für Patienten mit einer erheblichen und sich schnell verschlechternden Skoliose ohne Motivation für Physiotherapie und Korsettversorgung bleibt nur die Operation übrig. Manche Patientinnen empfinden einen hohen persönlichen Leidensdruck aufgrund Ihrer Wirbelsäulenform und entscheiden sich dann aus kosmetischen Gründen für eine Operation.

Es gibt verschiedene Operationsverfahren, bei denen eine unterschiedliche Anzahl von Wirbelkörpern aufgerichtet und miteinander versteift werden, um die Wirbelsäule nachhaltig zu stabilisieren. Dazu werden Schrauben und Stäbe aus Metall eingesetzt. Ein besseres kosmetisches Ergebnis wird durch eine zusätzliche Korrekturoperation an den Rippen erzielt.

Die Operation ist ein einschneidender und irreversibler Eingriff in den Körper. Eine Operation bedeutet nicht zwangsläufig lebenslange Schmerzfreiheit. Aufgrund der Versteifung können neue und andere Schmerzen entstehen, manchmal erst nach vielen Jahren. So sind beispielsweise die benachbarten Bandscheiben der versteiften Wirbel – je nach Ort und Länge der Versteifung – einer höheren Belastung ausgesetzt. Manche Patienten müssen im Laufe des Lebens eine zweite Operation über sich ergehen lassen, zum Beispiel wenn die mechanische Beanspruchungen zu Verschleißerscheinungen geführt hat.

Die Operation führt zu einer eingeschränkten Beweglichkeit der Wirbelsäule und damit zu einer veränderten Körperstatik und Dynamik. Um falsche Bewegungsmuster und Überbeanspruchungen in den Gelenken gar nicht erst aufkommen zu lassen, können Sie dem Körper helfen, sich nach erfolgter Operation neu zu reorganisieren.

Gerade nach einer Operation sind anatomisch koordinierte Bewegungen das A und O. Mit den Übungen in diesem Buch loten Sie Belastungsgrenzen und Bewegungsspielraum aus und entwickeln ein differenziertes Körpergefühl.

Bettina P.

»Sich endlich wieder frei bewegen zu können ...

Im Alter von neun Jahren wurde bei mir eine Skoliose festgestellt. Ich erhielt krankengymnastische Übungen und, weil die Skoliose fortschritt, auch bald ein Korsett. Trotzdem wurde die Skoliose im Laufe der Zeit rasant schlechter, und jeder Arztbesuch war mehr und mehr mit Angst verbunden. Schließlich entschieden meine Eltern und ich uns für eine Operation. Zum damaligen Zeitpunkt lag darin für mich die einzige Hoffnung, dass die Verformung aufgehalten werden konnte. Im Rahmen der Operationsvorbereitung bekamen alle Patienten eine spezielle Physiotherapie. Recht bald spürte ich, dass die Wirbelsäule an Stabilität zunahm. Immer mehr beschäftigte mich der Gedanke, dass solch eine dreidimensionale Formveränderung nur stabil gehalten werden kann, wenn die Wirbelsäule als Ganzes aufgerichtet wird. Als Jungendliche erahnte ich diesen Zusammenhang intuitiv, aber erst viel später sollte ich eine Antwort auf diese Frage bekommen.

Nach der Operation musste ich für eineinhalb Jahre ein Korsett tragen, um den operierten Rücken ruhigzustellen. Ich war glücklich, als ich mich nach dieser Phase endlich wieder frei bewegen konnte. Durch die vorangegangene Zeit hatte ich in gewisser Weise den Zugang zu meinem Körper und seinen Bewegungen verloren. Jetzt begann ich, vor allem im Rahmen meiner Ausbildung zur Ergotherapeutin viel Sport zu treiben.

Diesen neuen Anforderungen war meine operierte Wirbelsäule nicht gewachsen. Von einem Tag auf den anderen bekam ich starke Schmerzen. Nach einem Jahr voller Schmerzen wurde der Stab, der in meine Wirbelsäule eingesetzt worden war, schließlich wieder entfernt – er war gebrochen. Eine aufwendige Operation, denn der gesamte, inzwischen fest angewachsene Knochenspan musste entfernt werden.

Wenn auch mit Schmerzen verbunden, bargen dieser Materialbruch und die Metallentfernung für mich eine zweite Chance. Als Skoliosepatientin wie auch als Ergotherapeutin war ich auf der Suche nach einer anatomisch fundierten Bewegungsschulung und nahm an einem ersten Spiraldynamikkurs teil. Schnell wurde mir klar, dass hier die Antworten auf meine langjährigen Fragen bezüglich Skoliosetherapie zu finden sind.

Nach langer Suche hatte ich endlich eine Therapieform gefunden, die es mir erlaubte und sogar darauf abzielte, mich viel und intensiv, aber koordiniert zu bewegen. Aufgrund der Versteifung durch die Operation sind bei mir keine sensationellen Veränderungen mehr zu erwarten. Das viel Wichtigere jedoch, Freude an der Bewegung und Körperwahrnehmung, habe ich wiedererlangt. Die Spiraldynamik bietet mir dabei die Sicherheit, in verschiedensten sportlichen Aktivitäten meine Skoliose durch Belastung nicht zu verschlimmern, sondern während der Bewegung gezielt zu stärken. Inzwischen gehe ich joggen, skaten, mache Skilanglauf, Skiabfahrt und spiele im Sommer Beachvolleyball. All das, wovon mir früher abgeraten wurde. Das Gefühl, die Gesundheit selbst in die Hand nehmen zu können und nicht Opfer einer Diagnose zu sein, ist ein tolles Gefühl. Es öffnet die Tür zu Lebensqualität und Eigenverantwortung. «

Durch intensives Üben verbesserte sich meine Bewegungskoordination enorm. Vor allem bekam ich endlich ein Gefühl für dreidimensionale Bewegungsintelligenz.

Sich intelligent bewegen: Spiraldynamik

Spiraldynamik ist das Wiederentdecken des Selbstverständlichen, das Wiederentdecken der natürlichen Bewegungsintelligenz. Auf den Punkt gebracht ist sie eine dreidimensionale Gebrauchsanweisung für den menschlichen Körper von Kopf bis Fuß. Sie beschäftigt sich mit dem „Wie" der Bewegung, mit dem Bauplan des Menschen, so wie sich dieser aufgrund der Evolution, Anatomie und Funktion ausgebildet hat.

Wie ein roter Faden zieht sich die Spirale auch durch die Anatomie des menschlichen Bewegungssystems. Dies gilt insbesondere für die Wirbelsäule. Ihre Dynamik beruht auf dem Prinzip von Drehung und Gegendrehung. Für die Entstehung einer spiraligen Verschraubung bedarf es einer dreidimensionalen und entgegengesetzten Drehung zweier Pole. Und so funktioniert es im Detail

Aufrichtung: erhebende Zustände

Für die Aufrichtung der Wirbelsäule bewegen sich die beiden Pole Kopf und Becken in entgegengesetzte Richtungen. Dadurch verlängert sich die Wirbelsäule, die Bandscheiben haben optimal Platz zwischen den Wirbelkörpern und der Körper findet ins Lot. Dazu richten Sie Kopf und Becken auf: unteren Rücken nach unten und Nacken nach oben verlängern, bis die Wirbelsäule auf ganzer Länge angenehm in die Länge aufgespannt ist. Längsspannung nennt sich dieser erhebende Zustand.

S-Form: harmonischer Wechsel

Dank Längsspannung zur vollen Größe aufgerichtet können Sie jetzt die ersten Schritte wagen. Konzentrieren Sie sich dabei einmal auf die Bewegungen der Wirbelsäule. Beim Gehen unterscheiden wir zwischen Standbein und Schwungbein. Das Standbein ist das Bein, auf dem wir jeweils für einen kurzen Moment stehen. Gleichzeitig schwingt das andere Bein, das Schwungbein, durch die Luft. Die Bewegungen des Beckens sind fix an die Stand- und Spielbeinfunktion der Beine gekoppelt: Auf der Standbeinseite dreht das Becken nach hinten-unten, auf der Spielbeinseite bewegt es sich entgegengesetzt nach vorne-oben.

Da das Becken beim Gehen schräg steht – die beiden Beckenhälften sind nicht gleich hoch – entsteht im Bereich der Lendenwirbelsäule ein seitlicher Bogen. Um nicht aus dem Lot zu geraten, macht die Brustwirbelsäule einen Gegenbogen. In exakt diesem kurzen Moment der Standbeinphase hat die Wirbelsäule die S-Form wie bei einer Skoliose! Beim nächsten Schritt entsteht eine „Skoliose" zur anderen Seite. Der springende Punkt: Diese funktionelle „Skoliose" beim Gehen ist natürlich und reversibel, sie geschieht beim Gehen Schritt für Schritt im Links-rechts-Wechselrhythmus. Bei der echten Skoliose hingegen ist der seitliche Bogen fixiert.

Rotation: um die eigene Achse

Die Wirbelsäule bewegt sich beim Gehen dreidimensional. In der dritten Dimension dreht sie sich um ihre eigene Achse. Gehen wir noch einmal ein paar Schritte und schauen es uns an: Während das Becken auf der Standbeinseite nach hinten-unten sinkt, dreht es gleichzeitig zum Standbein hin – abwechslungsweise links-rechts. Das Becken beschreibt so beim Gehen eine liegende Acht. Der Oberkörper dreht zur Spielbeinseite und dient dem Becken als Widerlager. Den Schwung dafür erhält er von den Armen. Die schrägen Züge der Rumpfmuskulatur unterstützen das rhythmische Drehen nach links und nach rechts. Voilà! Fertig ist die perfekte dreidimensionale, spiralige Verschraubung von Becken und Oberkörper – kombiniert mit eleganter Aufrichtung.

Skoliose: Ausgleich eingeschränkt

Die häufigste Form der Skoliose ist die thorakal rechtskonvexe Skoliose, das heißt, die Seitbiegung findet sich im Bereich der

Brustwirbelsäule und weist nach rechts. Diese Abweichung der Wirbelsäulenform entspricht exakt der Standbeinphase links: Das Becken dreht nach links, der Brustkorb nach rechts. Die Lendenwirbelsäule macht eine seitliche Biegung nach links, die Brustwirbelsäule eine Biegung nach rechts, dabei dreht sie gleichzeitig nach rechts. Mit anderen Worten: Bei der häufigsten Skolioseform lässt es sich auf dem linken Bein ordentlich bequem stehen. Die Standbeinphase rechts ist deutlich weniger komfortabel und weniger dynamisch. Der skoliotischen Wirbelsäule ist es nicht möglich, in die Gegenrichtungen zu drehen. Der harmonische Wechsel ist eingeschränkt.

Von den Details zur Fülle des Lebens

Ziel der Übungen ist es, unbewusst ablaufende Bewegungsmuster ins Bewusstsein zu rufen und sie dann in intelligente, dreidimensionale Bewegungsmuster umzuwandeln. Die Übungen zeigen Ihnen, wie sich jede einzelne Körperpartie bewegen lässt, in welche Richtung sie neue Bewegungsfreiheit erhält und wie sie sich schließlich in die Ganzkörperkoordination des Gehens integriert. Indem Sie die neuen Bewegungen spüren und verstehen lernen, können Sie sie mit Ihren Alltagsgewohnheiten vergleichen und sich so verdeutlichen, was Ihrer Wirbelsäule guttut und was nicht.

Tägliches Üben mobilisiert verkürzte Strukturen und kräftigt Muskelbereiche, die bislang zu wenig aktiv waren. Schritt für Schritt erlangen Sie Sicherheit und verlieren Ihre Angst, etwas falsch zu machen. Die Übungen finden in Positionen statt, die der natürlichen Bewegung des Gehens ähneln. So lassen sich beispielsweise in Seitenlage verschiedene Gangphasen gut simulieren. Auch im Sitzen oder mit einem Fuß auf einem Hocker lassen sich die Details der Gehbewegung üben, sozusagen als Vorbereitung für das eigentliche Gehen.

Selbstverantwortung ist gefragt, um die neuen Bewegungs- und Haltungsmuster zu automatisieren und im Alltag zu verankern. Setzen Sie Schritt für Schritt das Gelernte zuerst in das Gangmuster, dann in alle möglichen anderen Bewegungsmuster um. Natürlich können Sie sich dabei nicht auf alles gleichzeitig konzentrieren. Die Aufmerksamkeit wechselt von einer Region des Körpers zur anderen. Später können Sie mehrere Körperabschnitte zusammenfügen, bis die Bewegung ein Ganzes wird. Mehr und mehr wird aus der Übung Alltag. Beginnen Sie mit einzelnen einfachen Situationen und steigern Sie dann die Anzahl der Möglichkeiten zur Umsetzung im praktischen Leben.

WISSEN

Spiraldynamische Therapie

Die spiralige Verschraubung des Rumpfes während des Gehens bildet die Grundlage der Skoliosetherapie in der Spiraldynamik. Die Übungen zielen darauf ab, die Drehung des Brustkorbs und die Gegendrehung des Beckens nach und nach auf beiden Seiten zu ermöglichen – und zwar zunächst bei jedem zweiten Schritt und später bei jedem Schritt. Dies gibt der Wirbelsäule ihre dreidimensionale Flexibilität und gleichzeitig ihre dreidimensionale Stabilität wieder. Mobilität und Stabilität gehören zusammen wie die zwei Seiten einer Medaille. Jede Skoliose ist individuell, kann aber mit diesen evolutionserprobten Bewegungsprinzipien trainiert und behandelt werden. „Gehen ist die beste Medizin", wusste bereits Hippokrates, Starmediziner der Antike. Heute wissen wir, warum: Einfach deshalb, weil die Wirbelsäulenbewegungen beim Gehen gesetzmäßig der Skoliose entgegenwirken können.

Vom Einsteiger zum Profi

Üben wird zur Kunst, wenn Sie neue Bewegungsmuster, die bereits im Alltag erprobt und verankert sind, kreativ weiterentwickeln und im Sport oder im Tanz umsetzen (ab Seite 100). Es macht richtig Spaß, Bewegungsräume zu erweitern, Koordination zu schulen, Beweglichkeit zu verbessern und durch gezielte Kräftigung zu innerem Gleichgewicht und Selbstvertrauen zu finden. Viele Sportarten sind geeignet, Impulse in die richtige Richtung zu geben. Bewegungsintelligenz ist lernbar! Die Freude an der Bewegung und die „Spielregeln" des Körpers zu kennen, stellen die Grundlage dar.

Selbsttest: lernen Sie sich kennen

Die folgenden acht Tests zeigen Ihnen, ob bei Ihnen eine Thorakal- oder eine Lumbalskoliose vorliegt. Diese beiden sind die häufigsten Skoliosearten. Die Tests dienen jedoch nur einer ersten Orientierung. Lassen Sie sich Ihre Vermutung in jedem Fall von einem Orthopäden bestätigen, denn: Ist die Diagnose falsch, geht auch die Therapie in die falsche Richtung.

Taillendreieck: dem Becken auf der Spur

Ausgangsstellung

Stellen Sie sich vor einen Spiegel und lassen Sie die Arme entspannt an Ihrem Körper herabhängen.

Durchführung

Nun richten Sie Ihr Augenmerk auf den Raum zwischen Ihren frei hängenden Armen und Ihrer Taille. Dieser Raum wird treffend Taillendreieck genannt. Sind die Dreiecke auf beiden Seiten symmetrisch oder unterscheiden Sie sich in Form und Größe? Wenn ja, bestimmen Sie, welche Beckenhälfte weiter zur Seite heraustritt als die andere.

Diagnose

Ein solcher Befund spricht für eine Lumbalskoliose.

*Hinweis: Die Bezeichnungen links und rechts beziehen sich auf die abgebildete Person, nicht auf den Blick des Betrachters.

Beckenstand: sichtbarer Höhenunterschied

Ausgangsstellung

Stellen Sie sich vor einen Spiegel und verteilen Sie das Gewicht gleichmäßig auf beide Beine.

Durchführung

Legen Sie Ihre Handinnenkanten horizontal auf Ihre Beckenkämme. Beobachten Sie, ob eine Hand tiefer liegt als die andere.

Diagnose

Liegt Ihre eine Handkante tiefer, steht das Becken schief. Dies wird in der medizinischen Fachsprache als Beckenschiefstand bezeichnet. Ein solcher Schiefstand kann auf eine Lumbalskoliose hinweisen.

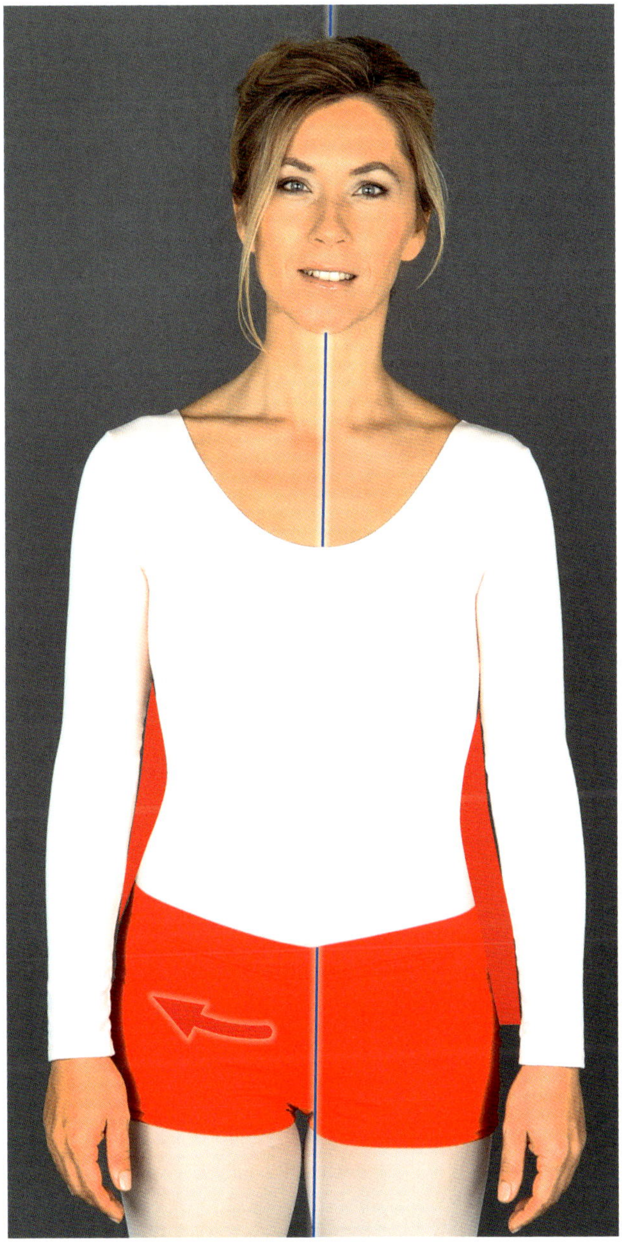

Taillendreieck: Das Becken steht rechts* weiter zur Seite heraus – ein Zeichen für eine Lumbalskoliose.

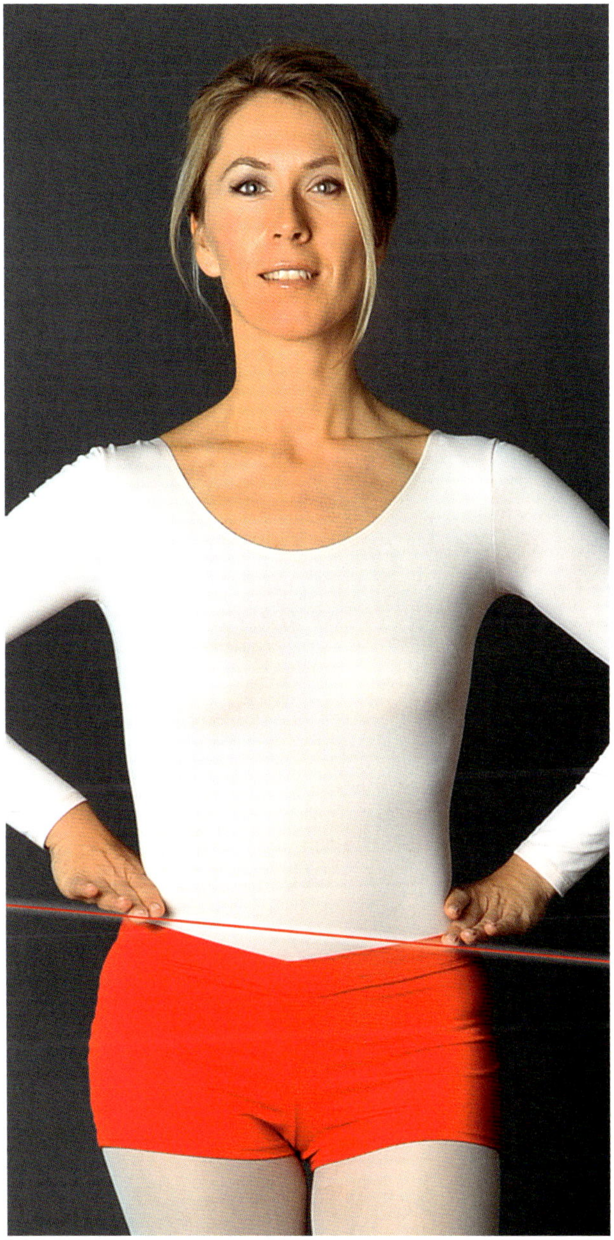

Beckenstand: Die rechte Handkante liegt höher als die linke, was auf einen Beckenschiefstand hinweist.

Rückenprofil: dominante Vorwölbung

Ausgangsstellung

Für diesen Vorbeugetest benötigen Sie die Hilfe eines Partners. Beugen Sie Ihren Kopf und Ihren Brustkorb möglichst rund nach vorne. Die Arme baumeln locker vor dem Körper.

Durchführung

Ihr Partner steht direkt hinter Ihnen und geht so weit in die Knie, bis er Ihren Rücken von hinten mit horizontaler Blickachse betrachten kann. Sein Augenmerk richtet sich auf den Höhenunterschied zwischen rechten und linken Rippen bzw. linker und rechter Flanke.

Diagnose

Hier gibt es zwei verschiedene Fälle, die Ihr Partner bei Ihnen entdecken kann: In der Abbildung 1 treten die Rippen der rechten Brustkorbseite deutlich sichtbar nach hinten heraus. Gleichzeitig ist eine kleinere Vorwölbung im Lendenbereich links zu erkennen, wobei die Asymmetrie im Bereich der Brustwirbelsäule größer ist als im Bereich der Lendenwirbelsäule. Diese Tatsache ist ein deutlicher Hinweis auf eine dominante Thorakalskoliose nach rechts. Vielleicht präsentiert sich Ihr Rücken Ihrem Partner genau seitenverkehrt: Die beiden Vorwölbungen finden sich auf der linken Brustkorbseite und – wiederum weniger stark ausgeprägt – im rechten Lendenbereich. Diese Konstellation spricht ebenfalls für eine Thorakalskoliose, diesmal nach links.

Eine ganz andere Situation liegt vor, wenn die Vorwölbung im Lendenbereich dominant ist, während die Erhöhung auf der gegenüberliegenden Brustkorbseite geringer ausgeprägt ist. Dieses Rückenprofil weist auf eine Lumbalskoliose hin.

Beugehemmung: flacher als normal

Ausgangsstellung

Für diesen Test benötigen Sie wieder einen Partner. Beugen Sie Ihren Oberkörper rund nach vorne. Ihre Arme hängen locker vor dem Körper.

Durchführung

Ihr Partner betrachtet Ihren Rücken im Profil, am besten von der linken Seite wie Abb. 2. Aus dieser Position beurteilt er, ob die Brustwirbelsäule einen harmonischen und runden Bogen macht.

Diagnose

Sieht er einen abgeflachten Bogen, weist das auf eine Beugehemmung hin. Eine Thorakalskoliose geht oft mit einer Beugehemmung der Brustwirbelsäule einher. Dies wird im Fachjargon als „thorakaler Flachrücken“ bezeichnet. Oftmals ist der thorakale Flachrücken ein Frühzeichen, das erkennbar ist, bevor eine Skoliose entsteht.

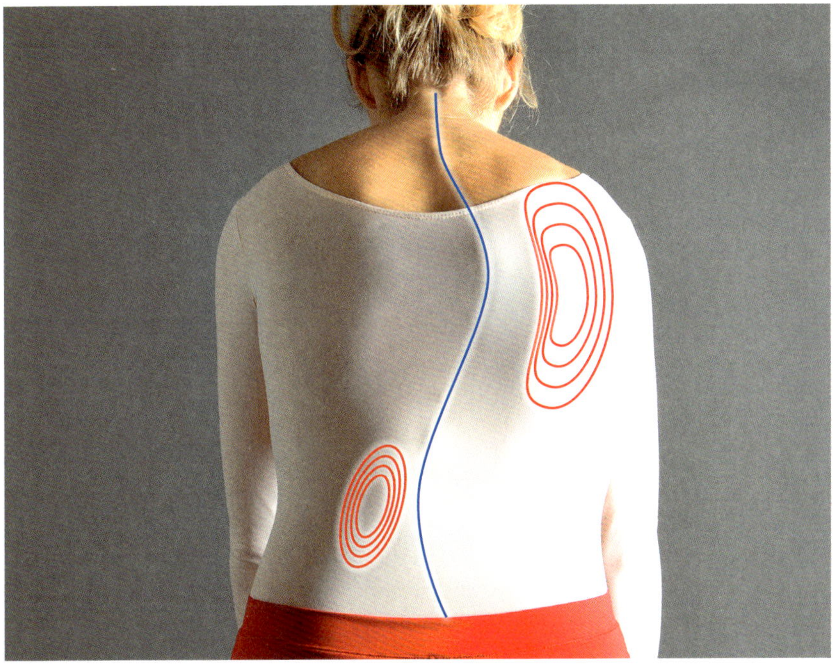

Rückenprofil: Die Vorwölbung am oberen Rücken rechts ist größer als jene unten links, was für eine Thorakalskoliose spricht.

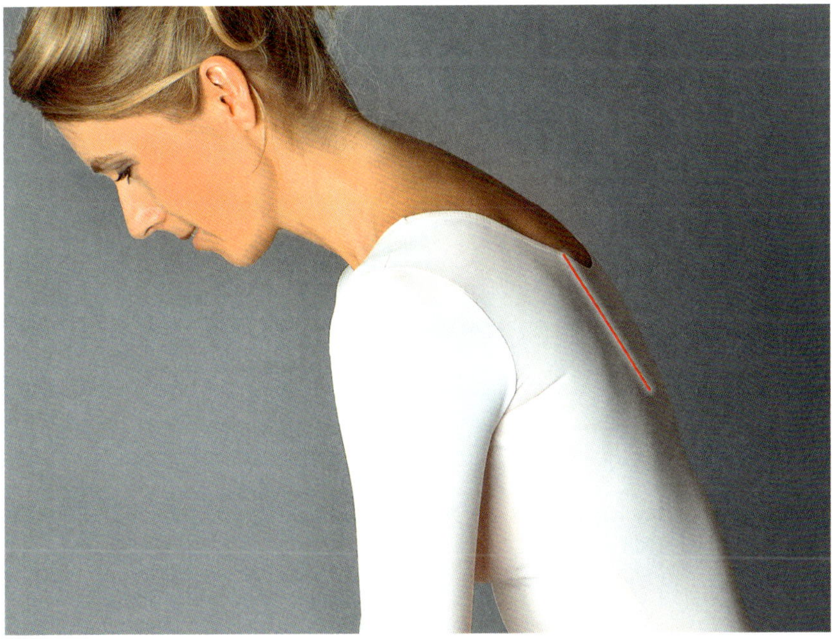

Beugehemmung: Bei der Thorakalskoliose bleibt der obere Rücken oft flach, auch wenn sich die obere Wirlbelsäule einrollt.

Schulterhöhe: auf einer Linie

Ausgangsstellung

Stellen Sie sich entspannt vor einen Spiegel und betrachten Sie sich von vorne.

Durchführung

Nun legen Sie Ihr Augenmerk auf die Höhe Ihrer beiden Schulter-Nacken-Linien. Fallen die beiden Linien gleichmäßig und symmetrisch auf beiden Seiten ab oder ist eine Linie weiter vom Ohr entfernt? Stehen die Schlüsselbeine asymmetrisch?

Diagnose

Liegt eine der beiden Linien tiefer als die andere, spricht man von Schulterschiefstand. Das kann auf eine Skoliose (jeglicher Art) hinweisen.

Engelsflügelchen: himmlische Höhen

Ausgangsstellung

Betrachten Sie Ihren Rücken mithilfe eines zweiten Spiegels von hinten.

Durchführung

Nun richten Sie Ihr Augenmerk auf die Schulterblätter, die sich rechts und links von Ihrer Wirbelsäule befinden. Liegen beide Schulterblätter gleichmäßig am Brustkorb auf?

Diagnose

Steht das eine Schulterblatt weiter vom Brustkorb ab als das andere, weist das auf eine Thorakalskoliose hin. Eventuell liegt das abstehende Schulterblatt auch etwas höher.

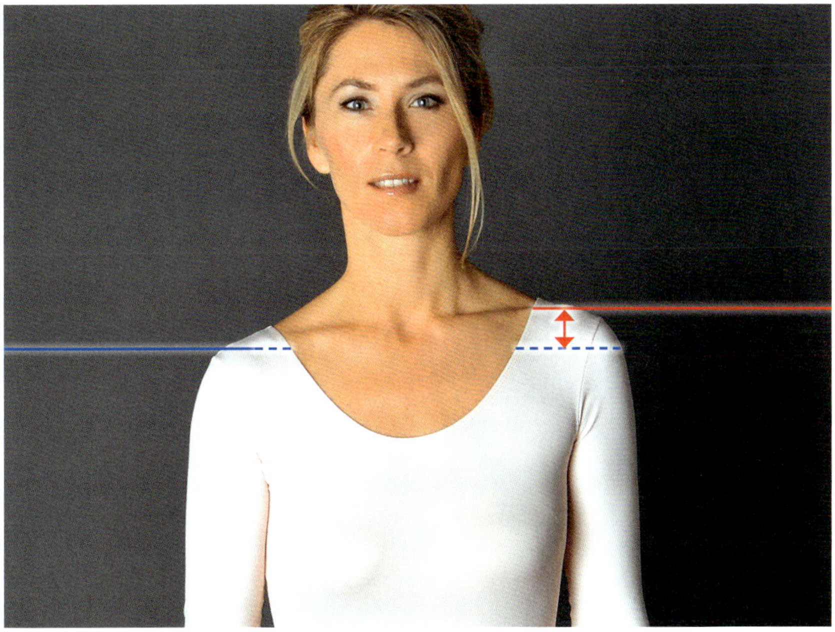

Schulterhöhe: Auf der rechten Körperseite liegt die Schulterlinie tiefer, ein Zeichen für eine Thorakalskoliose.

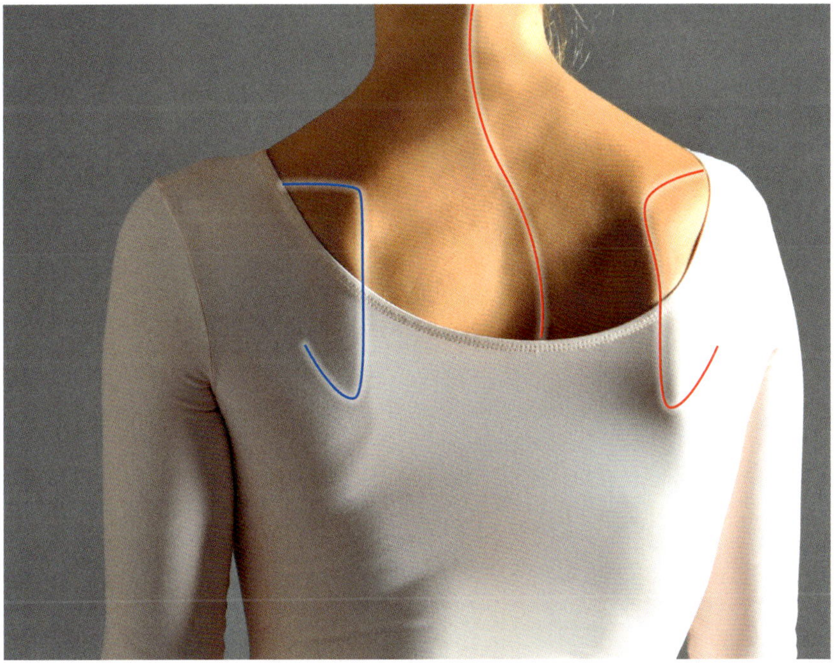

Engelsflügelchen: Das rechte Schulterblatt steht weiter vom Brustkorb ab und zeigt eine Thorakalskoliose an.

Beinachse: Knick im Knöchel

Ausgangsstellung

Stellen Sie sich vor einen Spiegel.

Durchführung

Ziehen Sie zwei imaginäre Linien vom Hüftgelenk über das Knie bis runter zum jeweiligen Fuß. Diese Linien werden Beinachsen genannt. Vergleichen Sie Ihre rechte Seite mit der linken.

Diagnose

Dreht die Kniescheibe auf einer Seite von der Mittellinie nach innen ein oder knickt der Knöchel nach innen ab, wie in der Abbildung 1 gezeigt? Dies ist ein Hinweis darauf, dass die Beinachsen mitbetroffen sind. In vielen Fällen weist eine Beinachsenasymmetrie auf eine Lumbalskoliose hin.

Körperachse: alles im Lot

Ausgangsstellung

Auch für diesen Test benötigen Sie die Hilfe eines Partners. Stellen Sie sich vor Ihren Partner, so dass er Sie im Profil sieht, und lassen Sie Ihre Arme entspannt am Körper herabhängen.

Durchführung

Nun zieht Ihr Partner eine imaginäre Linie entlang Ihrer Körperseite, beginnend vom Ohr über Schulter, Hüfte, Kniegelenk bis hinunter mitten auf den höchsten Punkt des Fußgewölbes, der sich ein paar Zentimeter vor dem Außenknöchel befindet.

Diagnose

Sind die Kniegelenke nach hinten überstreckt, hat dies fast unweigerlich ein Hohlkreuz zur Folge. Ist der Kopf nach vorne geschoben, lässt dies regelmäßig einen Knick in der Halswirbelsäule entstehen. Entenpo, Hohlkreuz, Rundrücken und Geierhals kennzeichnen eine unkoordinierte Haltung, bei der einzelne Körperteile nach vorne oder nach hinten aus dem Lot geraten sind.

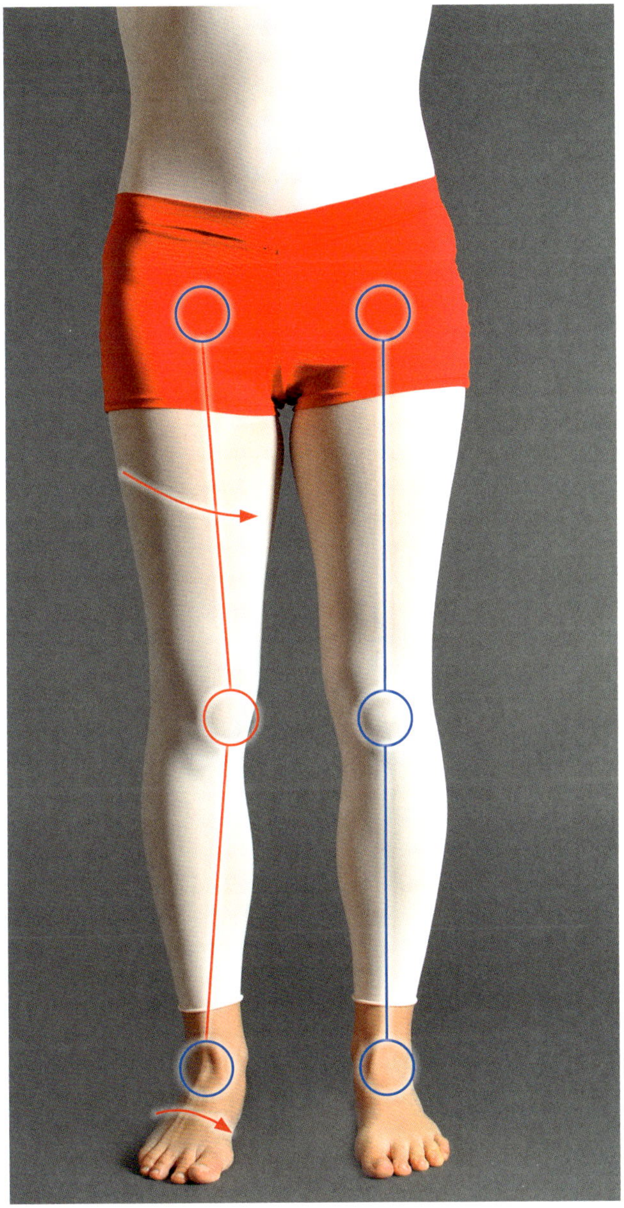

Beinachse: Rechte Kniescheibe und rechter Innenknöchel knicken nach innen ein, das deutet auf eine Verdrehung im Becken und eine Lumbalskoliose hin.

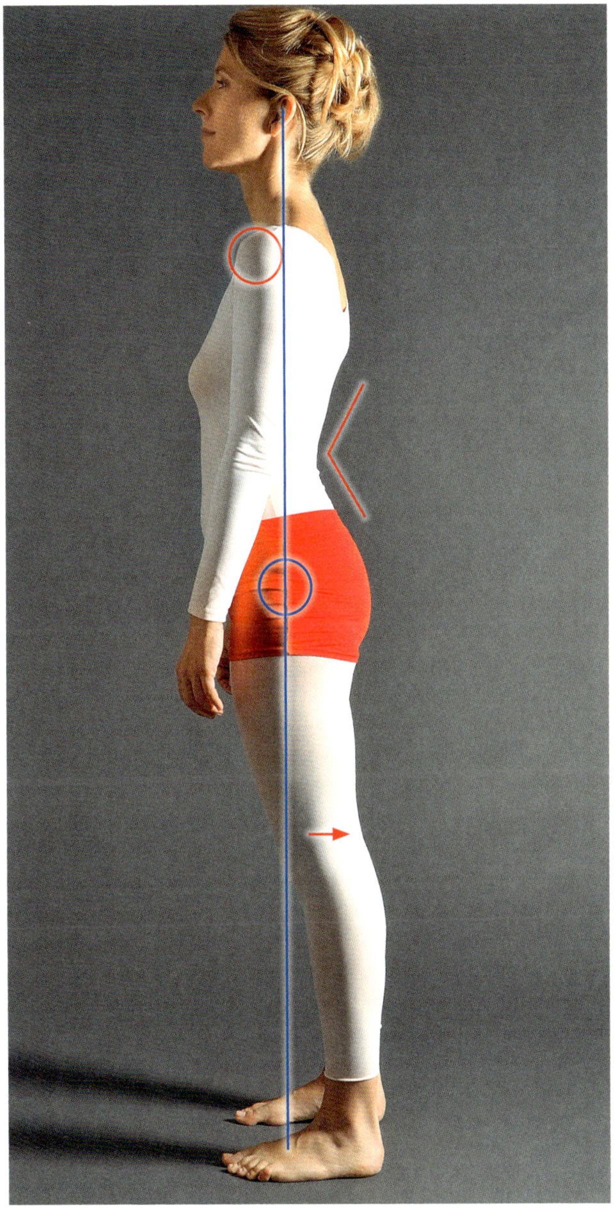

Bilden Ohr, Schulter, Hüftgelenk, Knie und Knöchel eine Linie? Abweichungen weisen auf eine Dysbalance hin. Im Bild Knie überstreckt, Hohlkreuz, und Schultern vorgezogen.

Die Wahrnehmung

Zunehmende Bewusstheit im Leben bedeutet, sich entscheiden zu können, wach und achtsam zu sein: sehen, hören, wahrnehmen, fühlen. Es geht darum, innere Entscheidungs- und Handlungsspielräume zu erweitern. Es gilt zu erkennen, was noch weiterhin zu mir gehören soll und was ich ablegen möchte.

Der Mensch besitzt die wunderbare Möglichkeit, seinen eigenen Körper wahrzunehmen und zu verändern. Diese Fähigkeiten der Körperwahrnehmung und der Veränderung sind leider nicht angeboren, sie werden erst erlernt und bilden sich sukzessive aus. Auf diesen Lernprozess können wir gezielt und eigenverantwortlich Einfluss nehmen. Nur was wir bewusst wahrgenommen haben, können wir wiederholt im Alltag einsetzen. Bewegung ohne Bewusstsein bedeutet meist die ungewollte Fortsetzung eingeschliffener Bewegungsmuster.

Die Eigenwahrnehmung entwickeln

Blinde Flecken im Körperbewusstsein zu entdecken und wiederzubeleben – genau darauf kommt es an. Die Bewegungsprinzipien und praktischen Übungen der Spiraldynamik bieten ein praktisches Handwerkszeug und schließen die Lücke zwischen Wahrnehmung und angeborener Körperintelligenz. Spiraldynamik nutzt archaische Bewegungsabläufe wie das Gehen und Laufen. Diese Urbewegungen sind eine wahre Goldgrube für die Therapie und die Selbsthilfe.
Haltung und Bewegung im Sinne der Evolution intelligent und körpergerecht zu orchestrieren erfordert Geduld. Das funktioniert nicht von heute auf morgen! Der Schlüssel zur Veränderung des Körpers liegt in der Veränderung von Alltagsgewohnheiten. Fleißiges Üben im stillen Kämmerchen ist nicht angesagt, entscheidend ist die praktische Umsetzung! Fast eine Art Körper-Orthographie: Es geht darum, Fehler im ABC der Bewegung als solche zu erkennen und durch bessere und gesündere zu ersetzen. Zum Vergleich: Beim Auftreten von Schreibfehlern im Schulunterricht verdonnert der Lehrer seine Kinder ja auch nicht dazu, seitenweise Buchstaben zu schreiben. Vielmehr zielt er auf die Entwicklung eines guten Wort- und Sprachverständnisses durch alltäglich richtigen Gebrauch. Genau so funktioniert das Prinzip körperlicher Veränderung.
Kleine Motivationsspritze gefällig? Wenn Sie den koordinierten Gebrauch der Wirbelsäule und des Rumpfes für sich zurückerobern, werden Sie gleich zweifach belohnt: Erstens mit einem besseren Wohlbefinden nach innen und zweitens mit einem attraktiveren Aussehen nach außen.
Die Selbsthilfe mit Spiraldynamik führt über den Körper und setzt am eigenen Erleben an. Es geht um die gezielte Auseinandersetzung mit den eigenen Haltungs-und Bewegungsmustern, um eine sensibilisierte Wahrnehmung und Veränderung des eigenen Verhaltens. Offenheit und Aufmerksamkeit sind angesagt. Nur Mut, machen Sie sich auf den Weg!

Wer, wenn nicht Sie selbst?

Bevor Sie sich in die Übungen dieses Buches vertiefen noch ein letzter Tipp: Ähnlich einem Bildhauer bearbeiten Sie zeitlebens Ihren Körper. Nur verwenden Sie Bewegung und Bewusstsein statt Hammer und Meißel. Mit exakter Kleinarbeit und Liebe zum Objekt kreiert der Bildhauer ein nie da gewesenes Meisterwerk. Genau so formen Sie Ihren Körper. Ob Sie es wollen oder nicht, ob bewusst oder unbewusst, die Prägung durch Gewohnheit findet jeden Tag statt. So oder so. Die Frage ist nur, ob zu Ihren Gunsten oder Ihren Ungunsten. Sie sind sozusagen Ihres Wirbelsäulenschicksals eigener Bildhauer.
In der Spiraldynamik lernen Sie, welche Haltungen und Bewegungen das Ungleichgewicht verstärken und welche den Weg zu einem neuen Gleichgewicht ebnen. Nicht Spiraldynamik verändert uns, wir selber verändern uns.

wichtig

Koordination ist die Voraussetzung für Dynamik, Beweglichkeit, Kraft, Ausdauer, Wohlbefinden und körperlicher Ausstrahlung.

Alte Losungen wie der Kampf gegen sich selbst, gnadenlose Disziplin und Härte im Umgang mit sich selbst haben heute ausgedient. Gott sei Dank! Geduld, Vertrauen und Liebe zu sich selbst heißt es heute.

Die Diagnose steht – was nun?

Die ungewollte Raubeinigkeit des medizinischen Vokabulars lässt die Diagnose fast automatisch zum Negativerlebnis werden. Begriffe wie Rippenbuckel, Lendenwulst, Krümmung und Deformität können das Selbstbild eines Teenagers tief erschüttern. Ein derartiger Sprachgebrauch orientiert sich am Defizit statt am Potenzial. Weniger stigmatisierende Worte wie Rippenvorwölbung, Lendenwölbung, Asymmetrie oder Formveränderung helfen, vorhandene Ressourcen und Bewältigungsstrategien zu stärken.

Aufgrund des Verhaltens von Ärzten und Therapeuten wird die Diagnose „Skoliose" oftmals als Schock wahrgenommen, sie ist aber noch lange kein Weltuntergang! Der Begriff bezeichnet eine Wachstumsstörung der Wirbelsäule bei einem ansonsten gesunden Kind. Vielleicht hilft es Ihnen zu wissen, dass Sie mit dieser Diagnose nicht allein sind: Etwa zwei Prozent der Weltbevölkerung sind betroffen und entwickeln eine Skoliose.

wichtig

Da Skoliosen familiär gehäuft auftreten können, sollten vorsorglich Kinder, von denen ein Geschwister oder ein Elternteil eine Skoliose hat, frühzeitig von einem Orthopäden gründlich untersucht und regelmäßig kontrolliert werden.

Und noch etwas zur Bedeutung der Diagnose „Skoliose": Lassen Sie sich nicht von sportlichen Aktivitäten abhalten. Dreidimensional und richtig ausgeführt bieten fast alle Sportarten die Möglichkeit, Mobilität und Stabilität im eigenen Rücken zu entdecken und gezielt zu entwickeln. Körperliche Betätigungen, wie beispielsweise Schwimmen, Reiten, Ballett oder Klettern, können große Hilfe sein. Gerade für jemanden, der ein Korsett tragen muss, ist aktive Bewegung überaus bedeutsam, um den Körper in der Bewegung zu erleben und zu trainieren. Das stärkt die Muskulatur und tut der Seele gut. Ungünstig hingegen sind Sportarten mit hoher Dreh- und Stauchungsgefahr der Wirbelsäule – Judo, Kunstturnen oder Turmspringen seien als Hochrisikosportarten erwähnt.

Das erfolgreiche Eigenmanagement der Skoliose erfordert einen langen Atem – im wörtlichen wie im übertragenen Sinne. Hierfür gilt es, das familiäre Umfeld zu sensibilisieren und zu motivieren. Zugegeben: Es ist ein hartes Stück Arbeit, mit Korsett und regelmäßiger Physiotherapie durch die Pubertät zu kommen. Lassen Sie sich nicht entmutigen, wenn es mal nicht richtig vorangeht oder Sie gar Rückschläge einstecken müssen. Wie gesagt: Die Winkelgrade sind wichtig, aber nicht das einzig Wichtige. Ihre Anstrengungen helfen Ihnen dabei, gezielt ein Körperbewusstsein zu entwickeln, um mit körperlichen Herausforderungen konstruktiv und gewinnbringend umgehen zu können.

Vielfalt der menschlichen Natur

Ob flacher Rücken, runder Rücken, Wirbelsäule mit Seitschwüngen, Brustbein nach vorne oder nach innen gewölbt – all das sind Herausforderungen auf dem Weg zur körperlichen Mitte. Nicht jede Abweichung von der Norm, nicht jede Asymmetrie stellt eine Katastrophe dar. Nobody is perfect! Haltungs- und Bewegungsverhalten sind Ausdruck der Gesamtpersönlichkeit. Wer scheu die Schultern nach vorne einrollt, signalisiert beispielsweise Schutzbedürftigkeit. Mit seiner Körpersprache kommuniziert der Mensch sein Innenleben nach außen – in der gesamten Vielfalt menschlicher Ausdrucksmöglichkeiten. Das Schönste an einer Persönlichkeit ist ihre Einzigartigkeit.

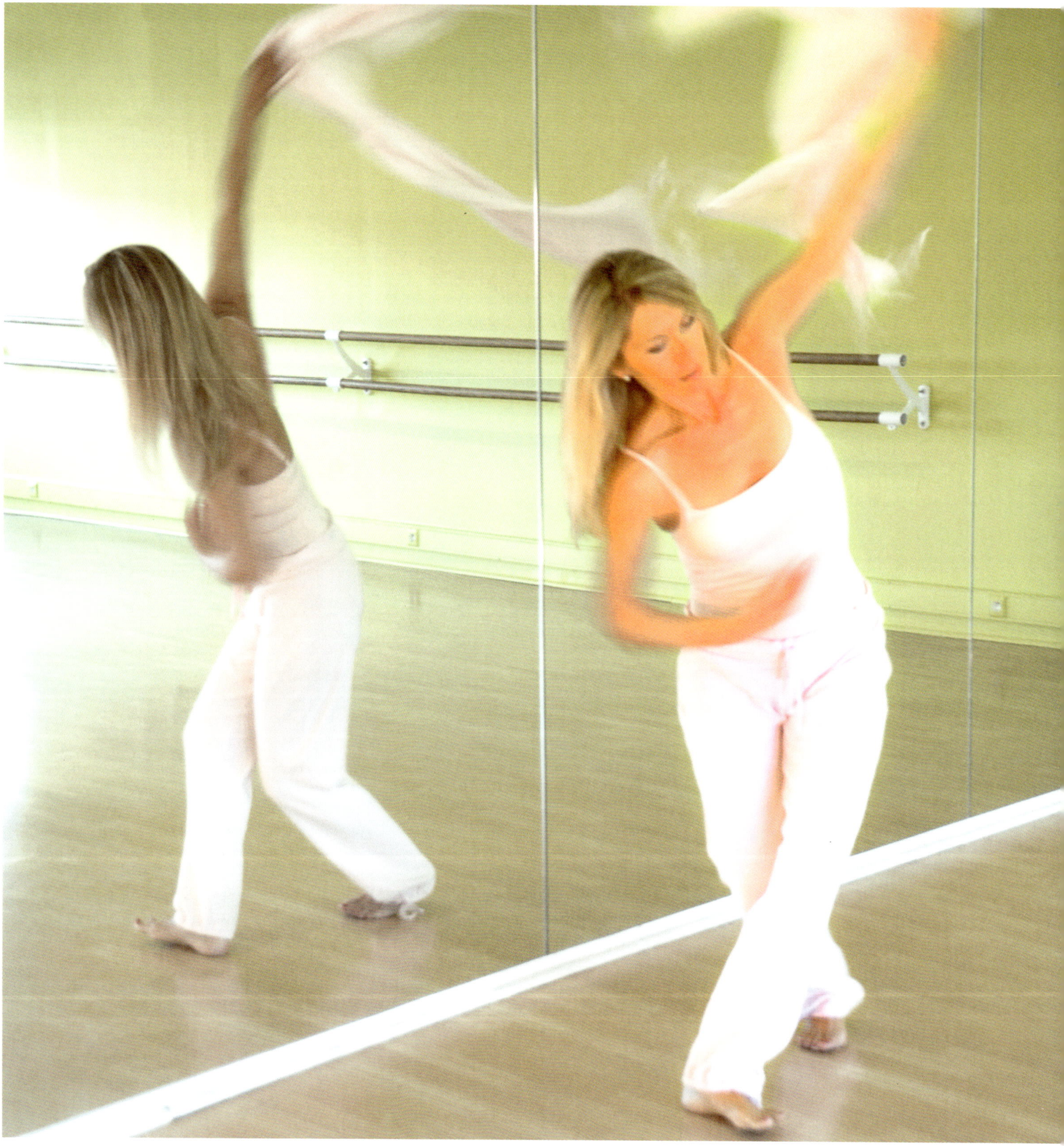

Selbsthilfe durch Bewegung

Jetzt wird's dynamisch: Lernen Sie in elf Basisübungen die Grundelemente intelligenter Bewegung kennen und richtig ausführen. Für mehr Beweglichkeit, meisterhafte Koordination und ein besseres Körpergefühl. Weiter geht's mit fünf Übungen für Fortgeschrittene. Im Anschluss daran finden Sie Übungsprogramme, die speziell auf einzelne Skoliosearten zugeschnitten sind.

Start in einen bewegten Alltag

Sie haben sich entschieden, die Dinge selbst in die Hand zu nehmen und etwas Konstruktives für die Beweglichkeit Ihrer Wirbelsäule zu tun. Glückwunsch! Und eine gute Nachricht vorweg: Staubtrockenes Üben war gestern, die Zukunft gehört der Wahrnehmung des Körpers, dem Entdecken und Wiederentdecken angeborener Körperintelligenz und deren Integration in den Alltag.

Den Körper neu stimmen

Kommen Sie mit auf eine Reise in die dreidimensionale Bewegungswelt des menschlichen Körpers. Schließen Sie die Augen und stellen Sie sich vor, Ihr Körper sei eine aneinandergereihte und in sich verbundene „Kugellandschaft" – der Kopf als Kugel, das Becken als Kugel, die Hände und Füße als Kugeln. Diese anatomisch definierten Kugeln tragen kleine Noppen an ihrer Außenseite, die wie Zahnräder ineinandergreifen. Wenn sich eine Kugel bewegt, bewegen sich die angrenzenden Kugeln mit – und zwar in die jeweils entgegengesetzte Richtung. Freie dreidimensionale Beweglichkeit der Kugeln und das optimale Timing bilden die Grundlage für anatomisch koordinierte Bewegungen – so verhindern Sie aktiv Verletzungen, erhalten Muskeln und Gelenke ein Leben lang gesund, erleben eine Leistungssteigerung im Sport und gewinnen gleichzeitig an Ausstrahlung und Charisma.

Bei der Skoliose haben einzelne Kugeln einen Teil ihrer dreidimensionalen Beweglichkeit eingebüßt. Dem Kugelmodell entsprechend hat dies Nah- und Fernauswirkungen – Auswirkungen auf die unmittelbare Umgebung wie auch Auswirkungen auf den ganzen Körper. Die Basisübungen helfen Ihnen zu entdecken, welche Körperteile oder, um bei unserem Beispiel zu bleiben, welche Kugeln sich nicht im vollen Umfang in Ihre Ganzkörperbewegung einreihen. Dieses Programm hilft Ihnen, die „blinden Flecken" in Ihrer Körperwahrnehmung zu entdecken, das in Vergessenheit geratene Bewegungspotenzial zu beleben und nachhaltig in Ihr Bewegungsrepertoire zu integrieren.

Das ist wie bei einem Musiker, der sein Instrument stimmt, bevor er darauf spielt. Allerdings reicht es nicht aus, sein Instrument stimmen zu können, um darauf spielen oder gar erfolgreich in einem Orchester mitspielen zu können. Genau so ist es mit dem Körper: Entwickeln Sie die Fähigkeit, Ihren Körper wie ein Instrument zu stimmen. Darauf folgen dann das Feintuning und virtuose Konzert koordinierter Bewegungsabläufe. Schenken Sie Ihrem Körper die Möglichkeit, sein volles Bewegungspotenzial auszu-

> **WISSEN**
>
> **Skoliose und Atmung**
>
> Bewegung und Atmung gehen Hand in Hand. Auf eine Formel gebracht: Bewegung führt, Atmung folgt. So sind beispielsweise die Atembewegungen perfekt in die Dynamik des Laufens integriert. Sich „richtig bewegen" bedeutet fast automatisch auch „richtig atmen". In der Skoliosetherapie sieht das so aus: Lernen Sie, Ihren Brustkorb koordiniert zu bewegen, dann fließt die Luft wie von alleine in die zusammengesunkenen Brustkorbanteile. Atembewegungen sorgen für Platz und Stabilität am richtigen Ort im richtigen Moment. Atmung ist Bewegung von „innen".

schöpfen, und genießen Sie das damit einhergehende freie, lebendige Körpergefühl.

Schritt für Schritt mehr Beweglichkeit

Nehmen Sie sich eine bis fünf Übungen vor und wiederholen Sie diese 10- bis 15-mal. Falls Sie mal keine Lust für Ihr tägliches Programm haben, reicht ein Miniprogramm von fünf Minuten aus, um Ihren Körper neu zu „stimmen". Sie werden sehen, viele kleine „Steinchen" ergeben ein großes Erfolgsmosaik.

wichtig

Das Wichtigste gleich noch einmal: Gelerntes in den Alltag integrieren! Die Übungen sind ein Hilfsmittel, bis Ihr Körper die neuen Bewegungsmöglichkeiten verinnerlicht hat.

Fangen Sie mit einer oder zwei Übungen am Tag an. Experimentieren Sie damit, verschaffen Sie sich ein Gefühl für ein neues Körperbewusstsein.
Es geht um Wahrnehmung, Bewegungsrichtungen und Integration. Am nächsten Tag nehmen Sie sich eine dritte Übung vor und experimentieren damit, während Sie an diesem Tag die vorherigen zwei Übungen wiederholen. Jetzt haben Sie schon ein kleines Bewegungsprogramm. So können Sie täglich fortfahren und eine neue Übung dazu nehmen. Ein Bewegungsprogramm mit fünf Übungen reicht aus. Lassen Sie dann eine Übung weg und konzentrieren Sie sich auf die nächsten fünf Übungen. Vertrauen Sie Ihrem Verstand und Ihrer Intuition, reisen Sie mit dem Übungsprogramm durch den ganzen Körper. Je nach Bewegungseinschränkung verweilen Sie an bestimmten Körperregionen, die es besonders zu beleben gilt. Üben und bewegen Sie sich so, dass Sie sich in Ihrer Haut wohl fühlen!

Entscheiden Sie sich zum Beispiel für zwei Übungen, dann nehmen Sie sich zum Ziel, deren Kernhinhalte in den Alltag zu integrieren. In den Übungen finden Sie Beispiele, welche Alltagssituationen dafür besonders geeignet sind. Werden Sie erfinderisch, finden Sie selbst Alltagsbewegungen, aktivieren Sie Ihr kreatives Potenzial und spielen Sie damit. Es ist ein lebendiger und spannender Prozess, aus den vielen Alltagsbewegung, genau jene herauszufiltern, die Ihnen helfen, Ihren Körper nachhaltig zu verändern.

wichtig

Der Alltag wird zum Übungsparcours, damit entfällt ein stundenlanges statisches Üben auf der Matte oder vor der Sprossenwand.

Sobald Sie die Bewegungsabläufe beherrschen, können Sie sie in jedes Übungs- oder Fitnessprogramm integrieren. Einige Sportarten haben wir im dritten Teil des Buches beschrieben (ab Seite 100). Lassen Sie sich davon inspirieren. Es stehen Freude am Entdecken von neuen konstruktiven Bewegungsmustern sowie das Erleben der Veränderungsfähigkeit des eigenen Körpers im Vordergrund.

Wann üben?

Es ist besser, wenn Sie jeden Tag einmal kurz üben, anstatt alle paar Tage eine halbe Stunde lang. Sie können am Morgen üben, um möglichst effizient Ihren Alltag zu meistern. Oder am Abend, um den aus dem Gleichgewicht geratenen Körper wieder in die Balance zu bringen. Die Muskeln, Sehnen und das Bindegewebe bekommen ihre elastische Länge zurück und verkürzen so weniger während der Nachtruhe. Wenn Sie Lust und Zeit haben, üben sie morgens und abends je zehn bis 15 Minuten.

Parameter für den Trainingserfolg

Es gibt einige Parameter, an denen Sie Ihren Trainingserfolg messen können. Einer der wichtigsten ist, wie oft Sie im Alltag an Ihre Bewegungskoordination denken. Wie holen Sie den Ordner aus dem Aktenschrank? Wie stehen Sie wartend in der Menschenschlange? Wie wischen Sie den Mittagstisch ab? Haben Sie erst einmal gelernt, wie Sie Ihre Bewegungen koordinieren und verändern können, haben Sie den wichtigsten Etappensieg bereits errungen.

Wie Sie sich um „Ihr Körperlot organisieren", ist ein weiterer Parameter, um die Veränderungen zu beobachten. Ist Ihr Brustkorb immer noch zur Seite versetzt oder steht Ihr Becken seitlich weniger heraus? Wenn es Ihnen möglich ist, diese Unterschiede zu spüren, haben Sie ein hohes Maß an Körpergefühl erreicht. Nutzen Sie es, um Ihr Körperlot zu finden, Ihr ganz persönliches, das Ihrer Körperform entspricht – mitsamt der Skoliose und den Seitschwüngen der Wirbelsäule.

Auch Ihr Spiegelbild gibt Ihnen ehrliche Rückmeldung über Ihren Trainingserfolg. Die im vorherigen Kapitel beschriebenen Diagnosetests eignen sich für eine (siehe Seite 38) ungefähre Verlaufskontrolle. Stehen Kopf und Becken mittig über Ihrer Standfläche? Oder von der Seite betrachtet: Haben Sie Ihr Körperlot gefunden? Stehen Ohrläppchen, Schulter, Becken und Fuß senkrecht übereinander? Oder von hinten: Wie gut schmiegt sich das abstehende Schulterblatt, das Engelsflügelchen, schon dem Brustkorb an?

Der richtige Dreh

Für Menschen ohne Skoliose ist es sinnvoll, Rückenübungen so zu machen, dass beide Seiten gleich und gleichermaßen bewegt und trainiert werden. Für Menschen mit Skoliose ist das anders. Hier unterscheidet sich die rechte von der linken Seite, die beiden Rückenhälften sind aufgrund der Skoliose verschieden geformt. Wenn Übungen auf beiden Seiten ausgeführt werden, dann betonen Sie bitte die für Sie wichtige Seite! Bei der häufigen thorakal-rechtskonvexen Skoliose ist dies die Standbeinseite rechts. So gewinnt Ihr Körper eine bessere Symmetrie. Besonderheiten und Einzelheiten sind direkt bei den Übungen vermerkt.

Der häufigste Skoliosetyp ist die thorakal-rechtskonvexe Skoliose: Die Wirbelsäule ist im Hauptbogen in der Brustwirbelsäule nach rechts geschwungen. Die Bewegungsübungen in diesem Buch sind für diesen Typ beschrieben. Bei dieser Skolioseform ist es wichtig, die Standbeinseite rechts zu üben. Ist der Hauptbogen im Lendenwirbelbereich, nennt man das Lumbalskoliose. Sie sind häufig nach links geschwungen. Auch hier gilt es, zum Ausgleich der Skoliose die Standbeinseite rechts zu üben. Die Standbeinseite links können Sie zur aktiven Verlängerung der Wirbelsäule nutzen. Bei dynamischen Übungen wie Gehen und Treppensteigen hilft Ihnen der links-rechts-Wechselrhythmus „im Fluss“ und ohne Verspannungen zu üben.

Im seltenen Fall einer thorakal-linkskonvexen Skoliose oder lumbal-rechtskonvexen Skoliose üben Sie mit dem linken Bein als Standbein. Die Brustkorbdrehung erfolgt analog nach rechts.

Üben mit Lumbalskoliose

Bei einer hochgradigen Lumbalskoliose ist die Beckenaufrichtung erschwert. Sie können Ihr Becken nur noch leicht oder gar nicht mehr aufrichten. Das ist „normal“, da Ihr Becken durch die ausgeprägte Vorwölbung im Bereich der Lendenwirbelsäule vermehrt nach hinten kippt. Bei Lumbalskoliosen gilt: Zur Außenspirale des rechten Hüftbeins in der Standbeinseite rechts gehört gleichzeitig die Innenspirale des linken Hüftbeins. Das entdreht wirkungsvoll den Lendenbogen und hilft ihn aufzurichten. Bei hochgradigen Lumbalskoliosen kann es vorkommen, dass eine Sitzkyphose besteht. Dabei kippt das Becken im

WISSEN

Koordinieren statt korrigieren

Arbeiten Sie nicht mehr länger gegen Ihre Skoliose, versuchen Sie nicht fortwährend, sie zu verbessern, indem Sie sich ständig korrigieren. Lassen Sie stattdessen den Lebens- und Bewegungsfluss zu, indem Sie Ihre Bewegungskoordination verändern und die Skoliosetherapie in Ihre Gesamtkörperkoordination einbauen. Dieser neue Gesichtspunkt hat mein persönliches wie therapeutisches Wirken verändert. Im Laufe von Jahren und Jahrzehnten hat sich die Wirbelsäule strukturell fixiert. Die Veränderung dieser strukturellen Dysbalancen beansprucht ähnlich viel Zeit. Erst durch die Integration des Gelernten in alltägliche Bewegungen wird dies möglich.

WISSEN

Aufrichtung über den Kopf

Manchmal kommt es vor, dass die Halswirbelsäule ihren natürlichen Schwung nach vorne verliert und „steil gestellt“ ist. Das bedeutet, dass die Halswirbelsäule übertrieben aufgerichtet und überstreckt ist. Das kann der Arzt auf dem Röntgenbild sehen. Ist das bei Ihnen der Fall, lassen Sie den Kopf in Richtung Decke schweben – aber immer mit dem aufgerichteten Becken als Gegenpol. So verlängert sich Ihre Wirbelsäule, ohne dass sich die Steilstellung der Halswirbelsäule verstärkt.

Sitzen nach hinten. In diesem Fall wird das Becken leicht nach vorne, Richtung Bauch gekippt.

Geschickte Helfer

Bei einigen Übungen kommen Hilfsmittel zum Einsatz. Sie helfen dabei, die Bewegungen richtig auszuführen, und sorgen für Abwechslung. Für die Übungen im Liegen ist eine Isomatte oder eine Decke zum Unterlegen geeignet. Werden die Übungen im Sitzen durchgeführt, nehmen Sie einen Hocker oder Stuhl. Für den Beckenachter im Sitzen können Sie einen Pezziball oder ein Sitfit verwenden. Das Sitfit ist ein flaches luftgefülltes Sitzkissen, das hilft, das Becken zu bewegen.

Für einige Übungen benötigen Sie einen Ball. Praktisch sind aufblasbare Bälle, z. B. Overbälle, da sie in der Größe verstellbar sind. Auch ein Noppenball und ein Theraband kommen zum Einsatz. Alle diese Hilfsmittel bekommen Sie in Sport- oder Sanitärgeschäften und via Internet.

Basisübungen: neue Bewegungsfreiräume entdecken

Beginnen Sie mit den folgenden elf Basisübungen, dann fallen Ihnen die weiterführenden Übungen ab Seite 76 leichter. Denn: Bevor Sie sich an einen komplexeren Bewegungsablauf heranwagen, machen Sie sich am besten erst mit dem ABC des Bewegungsalphabets vertraut. So verbessern Sie Ihre Wahrnehmung und Koordination. Entdecken Sie neue Bewegungsmuster und erleben Sie die Veränderungsfähigkeit des eigenen Körpers.

Rückenwelle: Wirbel für Wirbel

Ausführung

1. Begeben Sie sich in Rückenlage, die Beine sind angewinkelt, die Füße stehen parallel. Die Knie sind eine Handbreit voneinander entfernt. Der Beckenboden gibt nun den Impuls und zieht das Steißbein nach vorne-oben. Das Becken rollt dabei nach hinten Richtung Boden. Der Bauch geht leicht nach innen. Dadurch verlängert sich die Lendenmuskulatur automatisch. Nun Wirbel für Wirbel bis zu den Schulterblättern hochrollen. Von hier aus geht es wieder langsam nach unten. Zuerst das Brustbein weich in Richtung Boden absenken. Während des Abrollens abwechselnd das rechte, dann das linke Knie in Richtung Zehen schieben. Dabei legt sich jeweils die gegenüberliegende Rückenhälfte Wirbel für Wirbel am Boden ab. Diese Bewegung ergibt im Brustkorb eine Achterbewegung.

2. Zum Schluss das Becken wieder verstärkt einrollen und das Gesäß näher an den Fersen aufsetzen als in der Ausgangsstellung. Dadurch wird die Lendenmuskulatur nochmals verlängert. Das erweitert den Bewegungsspielraum und lässt ein herrliches Gefühl in der Wirbelsäule entstehen. Wiederholen Sie diese Übung 10- bis 15-mal. Sie ist übrigens ein perfekter Start für ein Übungsprogramm. Auch nach einem langen Arbeitstag ist diese Übung besonders wohltuend für den Rücken.

Beachte!

Modellieren Sie die linke Brustkorbhälfte liebevoll in den Boden ein. Das Becken bleibt bei der gesamten Übung eingerollt. Beim Hochrollen lassen Sie Brustbein und Schambein etwas angenähert, damit Sie nicht in einen flachen oberen Rücken ausweichen.

Ziel

Die Beweglichkeit des flachen oberen Rückens wird sanft verbessert, strapazierte Bereiche der Wirbelsäulenmuskulatur werden entlastet.

Bewegen im Alltag

Beim Autofahren: Vor dem Losfahren rollen Sie einige Male Ihr Becken nach vorne und zurück. Drehen Sie Ihren Brustkorb nah am gedachten Körperlot mehrmals nach rechts und links. Dann fahren Sie los, gute Fahrt!

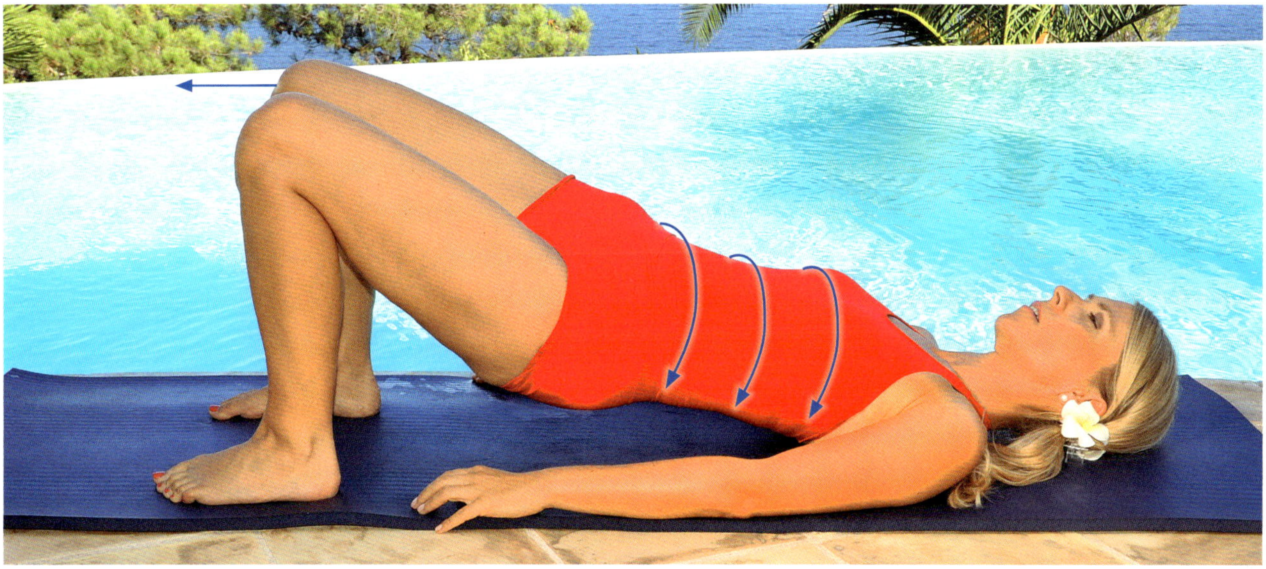

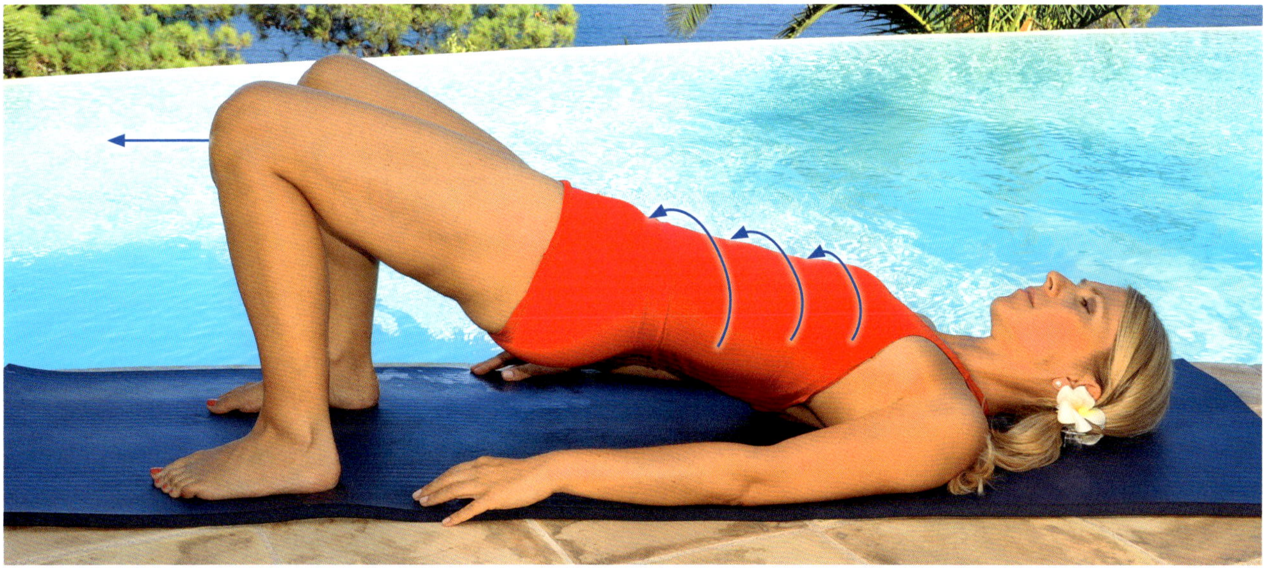

1. Wirbelsäule abrollen: Schieben Sie erst das rechte Knie über die Zehen nach vorne. Dabei senken Sie die linke Rückenhälfte ab.

2. Dann die rechte Rückenhälfte absenken und dabei das linke Knie nach vorne schieben, immer im Wechsel. Zum Schluss das Becken einrollen und auf die Matte legen.

Beckenachter: bewegliches und stabiles Becken

Ziel
Das Kreuzbein-Darmbein-Gelenk und die Lendenwirbelsäule werden beweglich und stabil zugleich für eine dynamische und zentrierte Fortbewegung.

Bewegen im Alltag
Ob auf dem Bürostuhl oder bei den Hausaufgaben: Hände auf die Beckenkämme legen und los geht das Rückwärtspaddeln. Wenn Sie gewohnheitsmäßig immer mehr auf einer statt auf beiden Gesäßhälften sitzen, wiederholen Sie diese Übung immer mal wieder zwischendurch. Übrigens: Bei tiefsitzenden Rückenschmerzen kann diese Übung kleine und große Wunder bewirken.

Ausführung

1. Begeben Sie sich in Rückenlage, die Beine sind angewinkelt, die Füße stehen parallel. Die Knie sind eine Handbreit voneinander entfernt. Das Kreuzbein ruht auf einem Overball oder auf einem Noppenball. Die Hände liegen auf den Beckenkämmen, die Daumen zeigen nach hinten. Rollen Sie das Becken so weit ein, bis sich Ihre Lendenwirbelsäule langstreckt.

2. Jetzt stellen Sie sich vor, Ihre beiden Beckenhälften verlängern sich seitlich zu Paddeln. Tauchen Sie mit Ihrem rechten Paddel ins Wasser und paddeln Sie nach hinten. Dabei dreht Ihr rechtes Hüftbein nach hinten in Richtung Boden und Ihre Taille verlängert sich in Richtung Fuß. Jetzt steht Ihre rechte Beckenhälfte etwas tiefer. Dann kommt das linke Paddel an die Reihe und paddelt seinerseits nach hinten und nach unten. Die Beckenseite dreht bodenwärts und die linke Taille verlängert sich fußwärts. Immer abwechselnd rechts, links, rechts, links – das Becken bleibt eingerollt. Haben Sie es gemerkt, es entsteht eine liegende Achterschlaufe auf Ihrem Unterbauch. Genießen Sie die erstaunliche Dynamik Ihrer Körpermitte!

3. Machen Sie die Beckenbewegung ca. 20 Sekunden lang, dann gönnen Sie sich eine kleine Pause. Wiederholen Sie dies für zwei bis drei Minuten. Die kleinen Pausen sind nötig, da sonst eine unrunde Bewegung entsteht.

   Variation 1: Sie können diese Übung auch sitzend auf einem Pezziball, einem Sitfit oder auf einem Stuhl durchführen.

   Variation 2: Bei einer starken Lumbalskoliose haben sich in Rückenlage zusätzlich Paddelbewegungen nach vorne bewährt. Dabei bewegt sich das Becken in eine leichte Hohlkreuzstellung. Dies entspannt den tiefsitzenden Lendenbogen. Der kleinere Noppenball gibt Ihnen die Möglichkeit, die Beckenbewegungen genau mitzuempfinden.

Beachte!

Spüren Sie, welche Seite sich weniger leicht und weniger rund bewegt? Widmen Sie der zögerlichen Seite mehr Aufmerksamkeit durch einen langsamen und bewussten Bewegungsfluss. Gestatten Sie dem Becken nicht, seitlich auszubrechen. Lassen Sie das Becken eingerollt, damit die Länge in der Lendenwirbelsäule bleibt.

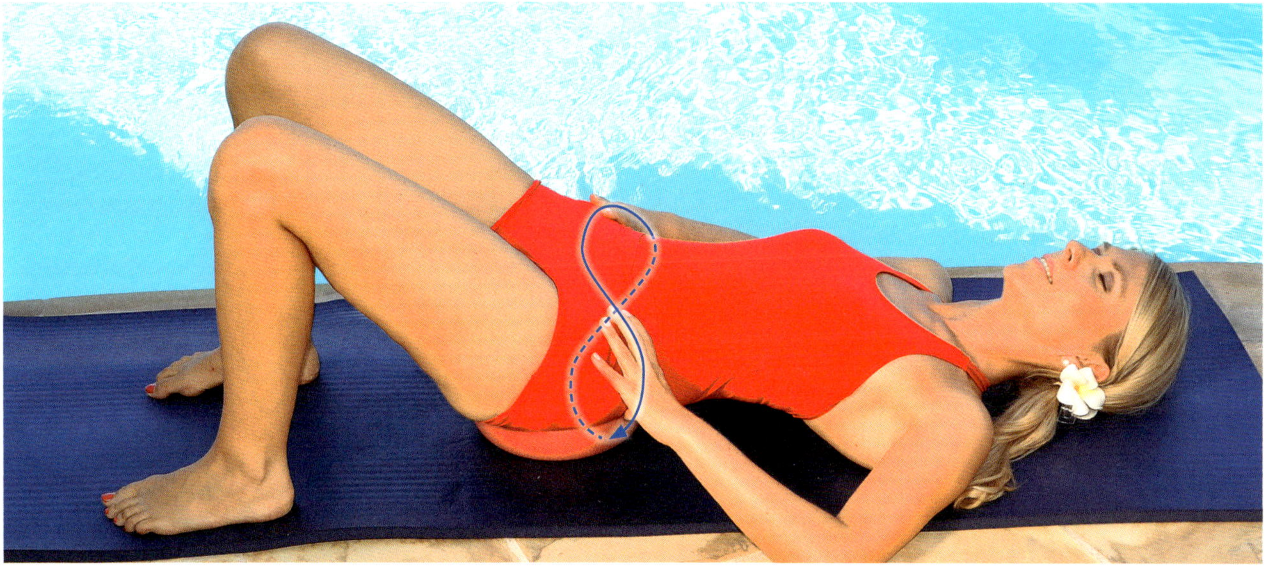

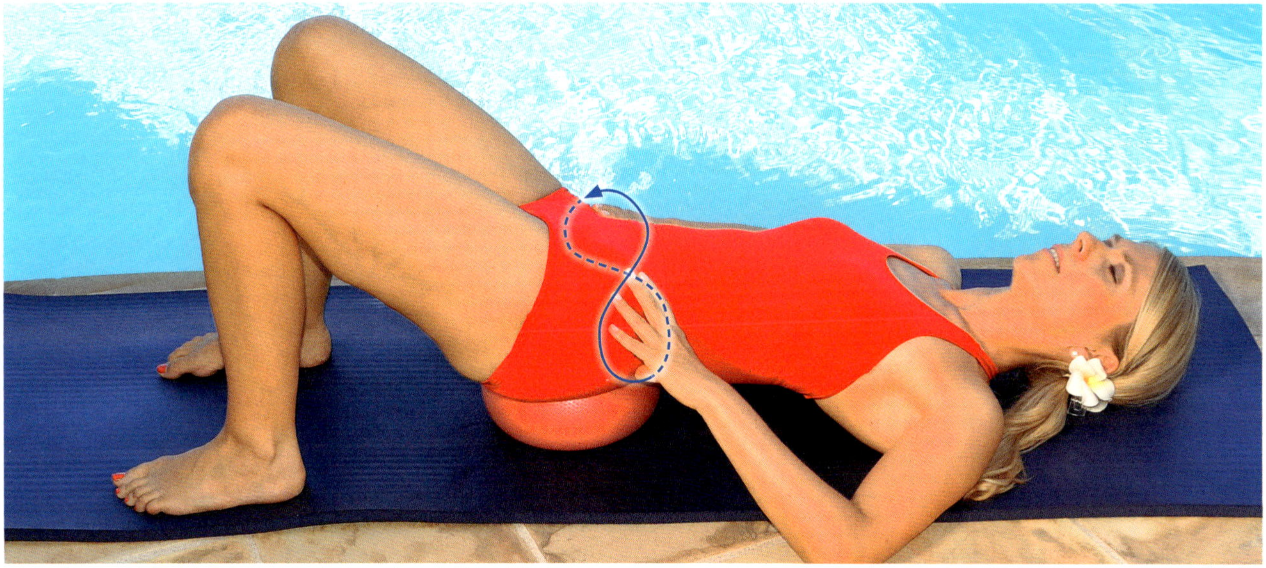

1. Halb aufgeblasenen Overball unter das Kreuzbein legen. Becken leicht einrollen, um ein Hohlkreuz auszugleichen. Die beiden Beckenhälften verlängern sich zu Paddeln.

2. Die beiden Beckenhälften führen alternierend eine Paddelbewegung rückwärts aus: Die rechte Beckenhälfte dreht dabei in Richtung Boden und Füße, die linke dagegen Richtung Nabel.

Beckenspirale: der Lendenbogen atmet auf

Ziel
Diese Übung schafft Platz im Lenden-Becken-Bereich und sorgt für Entspannung im Lendenbogen.

Bewegen im Alltag
Auf dem Sofa, im Bett oder auf der Sonnenliege: Bewegen Sie Ihr Hüftbein mal bewusst in die Innenspirale, mal bevorzugt in die Außenspirale.

Ausführung

1. Legen Sie sich auf die linke Seite, die Beine in Hüft- und Kniegelenk angewinkelt. Ein Theraband ist um den oberen Beckenkamm geschlungen. Das Theraband mit der oberen Hand auf Brusthöhe festhalten. Zwischen den Oberschenkeln liegt ein leicht aufgeblasener Overball oder eine zusammengefaltete Decke. Ein zusammengefaltetes Handtuch stützt seitlich die Lendenwirbelsäule.

2. Richten Sie Kopf und Becken auf, der untere Rücken und der Nacken verlängern sich dabei. Drehen Sie nun Ihr rechtes Hüftbein gegen den Widerstand des Therabands nach hinten Richtung Boden und bewegen Sie gleichzeitig Ihr Hüftbein in Richtung Füße nach unten, damit sich Ihre Taille verlängert. Das ist die Außenspiralbewegung des Hüftbeins. Spüren Sie auch die Beckenseite, die unten liegt: Sie macht automatisch eine entgegengesetzte Drehbewegung.

3. Anschließend lassen Sie die obere Beckenseite leicht in ein Hohlkreuz gleiten, gleichzeitig nach vorne Richtung Boden drehen und nach oben in Richtung Kopf bewegen, indem Sie dem Zug des Therabands langsam nachgeben. Das ist die Innenspiralbewegung Ihres rechten Hüftbeins. Wechseln Sie rhythmisch zwischen Außen- und Innenspirale ab. Was für ein befreiendes Gefühl im Lendenbogen! Wiederholen Sie die Übung 10- bis 15-mal, dann wechseln Sie die Seite. Mit der linken Flanke guten Bodenkontakt halten.

   Variante 1: Profis erzielen eine intensivere Wirkung, indem sie die rechte Brustkorbhälfte nach vorne-oben in Richtung Boden drehen. Der Ellenbogen stützt am Boden auf. Es ermöglicht Ihnen eine intensivere Gegendrehung von Brustkorb und Becken.

   Variante 2: Wenn Sie nachfolgend die Übung auf der rechten Seite liegend durchführen, legen sie das gefaltete Handtuch unter den Brustkorb. Der Oberkörper dreht hier leicht nach hinten und bleibt so besser geparkt. Betonen Sie hier die Innenspirale des linken Hüftbeins. Dabei wird das Hüftbein durch den Zug des Therabands passiv in die Innenspiralbewegung gedreht. Drehen Sie das linke Hüftbein nur wenig gegen den Widerstand des Therabands in die Außenspiralbewegung.

Beachte!

Becken und Lendenwirbelsäule bewegen sich, der Brustkorb bleibt stabil. Spüren Sie auch die Gegenbewegung des unten liegenden Beckens.

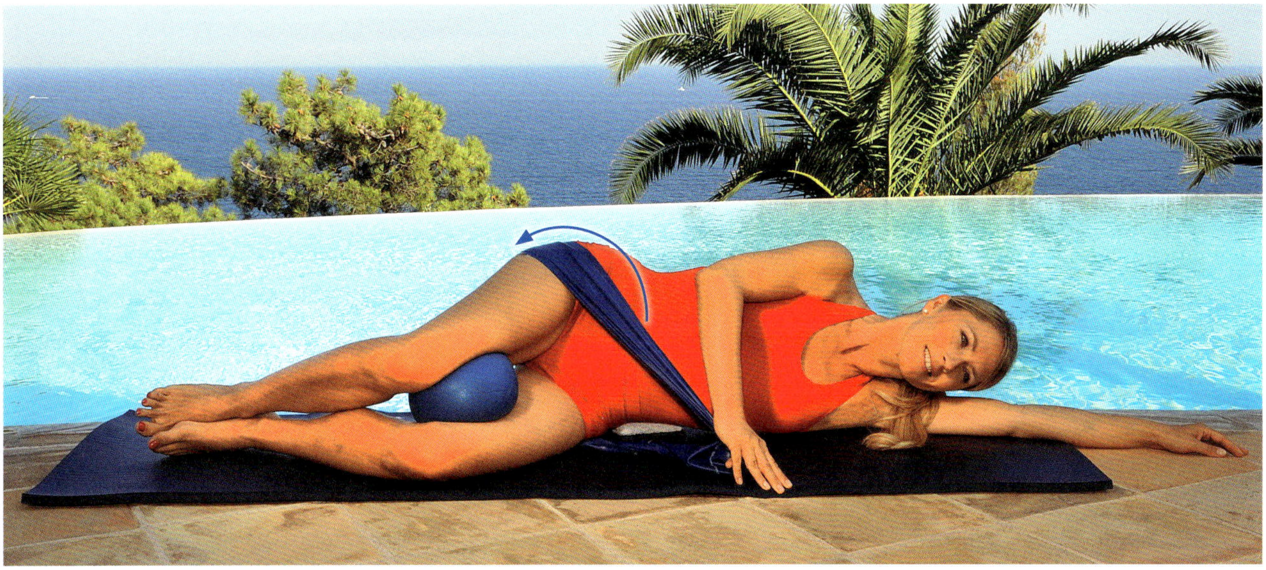

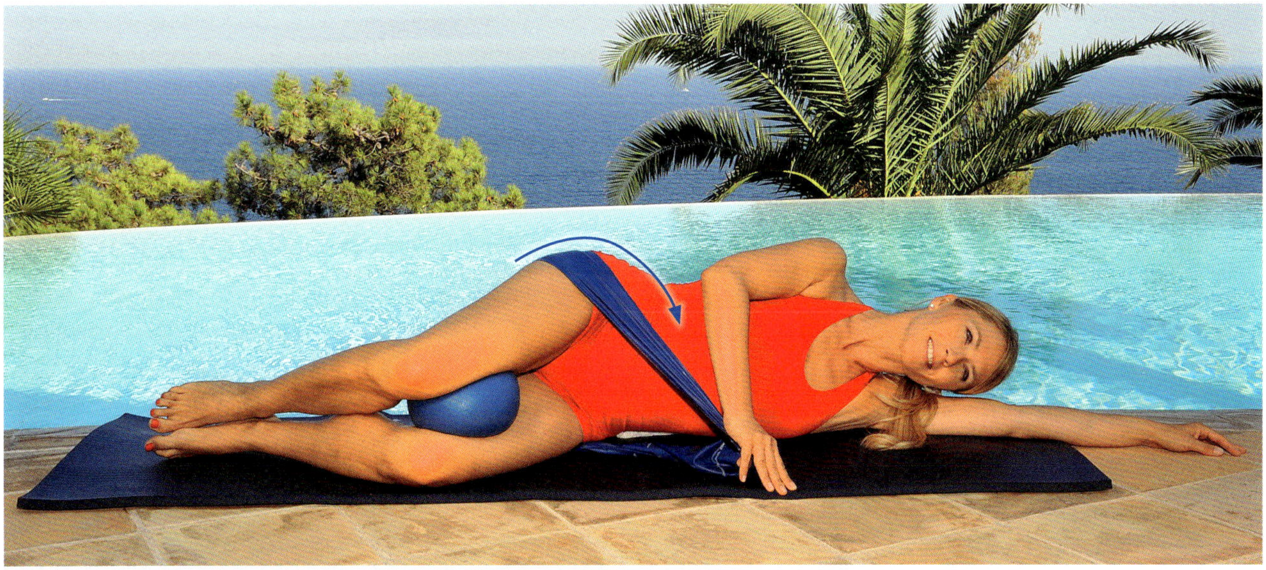

1. Becken aufrichten und gegen den Widerstand des Therabands nach hinten, unten drehen, die rechte Taille verlängert sich Richtung Füße.

2. Dann lassen Sie das Becken langsam, dem Zug des Therabands bremsend entgegenwirkend, wieder nach vorne und nach oben ins leichte Hohlkreuz gleiten.

Leistenöffner: Elastizität für den Hüftbeuger

Ziel
Ermöglichen Sie die volle Aufrichtung des Beckens, indem Sie die volle Länge und Gleitfähigkeit des Hüftbeugemuskels wiedergewinnen.

Bewegt im Alltag
Bei jedem Schritt können Sie die volle und neu gewonnene Länge des Hüftbeugemuskels benützen. Wenn Sie die Standbeinphase vollständig auskosten, ist er immer mit seiner vollen Länge dabei. Die Verlängerung des Hüftbeugermuskels ist auch im Sport ein Dauerbrenner – und dies in verschiedenen Varianten: Im Stand, in der tiefen Schrittstellung, im Einbeinkniestand, in Rückenlage. Nützen Sie im Training jede Gelegenheit, ihn elastisch in die Länge zu bringen.

Ausführung

1. Begeben Sie sich in Rückenlage und legen Sie ein zusammengefaltetes Handtuch unter Ihr Becken. Ziehen Sie nun das gebeugte rechte Bein zur Brust und umfassen es mit beiden Händen. So gleichen Sie ein Hohlkreuz aus. Das linke Bein ebenfalls zum Bauch anbeugen. Von hier strecken Sie Ihr Bein in Richtung Decke und lassen es anschließend gestreckt in Richtung Boden absinken. Die Bewegung verläuft langsam und bremsend. Sie geben der Schwerkraft dosiert langsam nach. Das ist das Herzstück der Bewegung.

2. Ist das Bein fast am Boden angekommen, ist es häufig nötig, das Knie etwas zu beugen, sonst weicht der Rücken in ein Hohlkreuz aus. Dann die Ferse am Boden absenken. Sie können hier einen Moment verweilen und die Öffnung der Leiste genießen. Als Nächstes ziehen Sie die Ferse schleifend über den Boden wieder zum Gesäß heran. Nun beugen Sie Ihr Knie wieder zum Bauch und starten von Neuem. Die daraus entstehende offene Leiste ist im Stand ein Vergnügen für die Beckenaufrichtung. Wiederholen Sie diese Übung 10-mal und wechseln Sie dann die Seite.

Beachte!

Wenn das gestreckte Bein fast am Boden angekommen ist, muss das Knie häufig angebeugt werden, sonst entsteht ein Hohlkreuz. Beide Beckenhälften bleiben auf gleicher Höhe. Auf keinen Fall die linke Beckenseite weiter in Richtung Füße absenken, dies würde die Lendenskoliose verstärken.

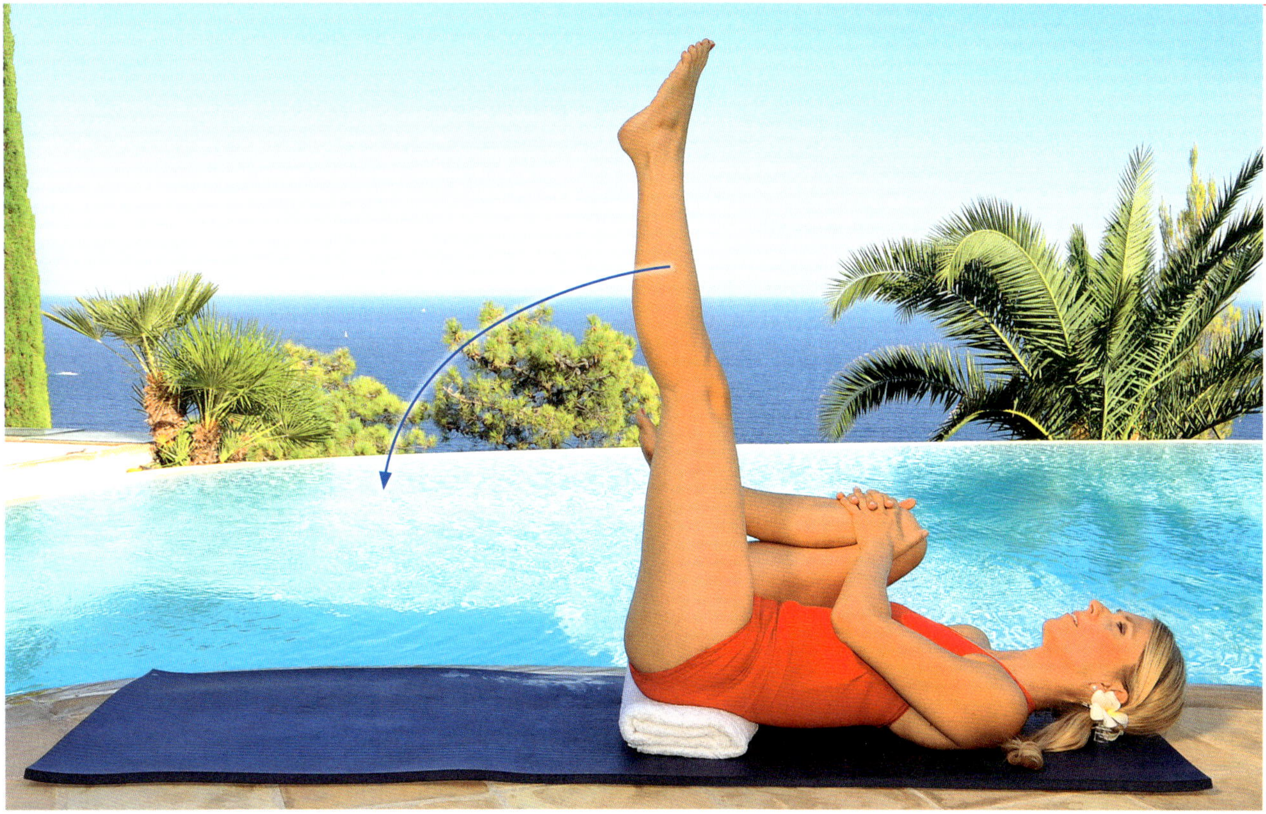

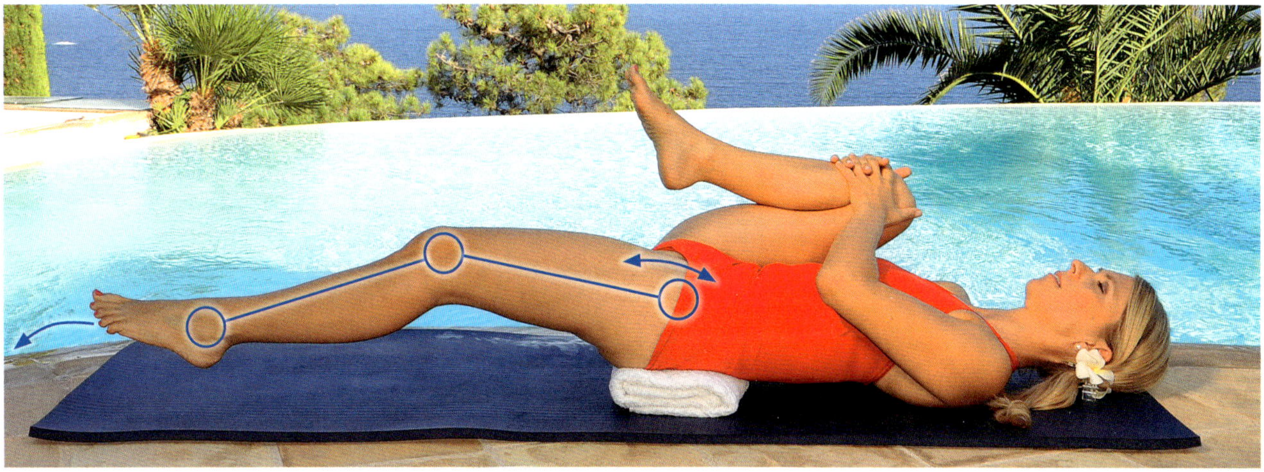

1. Legen Sie ein zusammengefaltetes Handtuch unter Ihr Becken. Ziehen Sie ein Bein zum Bauch, das andere strecken Sie in die Luft.

2. Senken Sie langsam das gestreckte Bein zum Boden, Leiste dabei öffnen und das Bein laaang … strecken. Ziehen Sie dann die Ferse zum Gesäß und das Knie wieder zum Bauch.

Beckentreppe: Stufe um Stufe ein Genuss

Ziel
Stabilisiert das Becken beim Gehen, garantiert eine gute Überdachung des Hüftgelenks auf der Standbeinseite und kräftigt gezielt den Beckenboden.

Bewegen im Alltag
Beim Treppensteigen: Jede Stufe lädt zum persönlichen Genusstraining ein. Thorakalskoliosen sind am häufigsten nach rechts geschwungen, Lumbalskoliosen meist nach links. Bei beiden wird die Standbeinseite rechts zum Ausgleich der Skoliose bevorzugt. Üben Sie deshalb betont Ihre rechte Standbeinseite. Fangen Sie langsam und bewusst an, dann langsam steigern bis zum normalen Alltagstempo.

Ausführung

1. Sie beginnen im aufrechten Stand, die Hände liegen seitlich auf den Beckenkämmen, die Daumen zeigen nach hinten. Becken aufrichten, die Lendenwirbelsäule sanft nach unten verlängern, um so eine Hohlkreuzstellung auszugleichen. Kopf und Nacken leicht nach oben in die Länge führen. Damit streckt sich die ganze Wirbelsäule vom Scheitel bis zum Steiß. Dann verlagern Sie Ihr Körpergewicht auf das rechte Bein. Der Beckenboden gibt den Impuls für die Stabilisierung des Beckens. Stemmen Sie das rechte Bein in den Boden, dabei senkt sich die rechte Beckenhälfte ab und die rechte Taille verlängert sich. Das Becken dreht gleichzeitig nach hinten. Rechts ist das Standbein, das rechte Hüftbein ist jetzt auf einer Außenspirale. Aufgepasst bei Lumbalskoliosen: Becken nicht zur Seite schieben, es bleibt mittig unter dem Brustkorb und über der Standfläche zentriert! Die Wirbelsäule streckt sich dadurch wie von alleine.

2. Das linke Bein hebt sich in die Luft. Ihr linkes Hüftbein wird angehoben und nach vorne gedreht. Das ist das Spielbein, samt Innenspirale der linken Beckenschaufel. Spüren Sie einen Moment am Spielbein die hohe Beweglichkeit und am Standbein die zentrierte Stabilität. Stellen Sie das Spielbein wieder ab. Beim nächsten Schritt das Gleiche auf der anderen Seite. Diese Alltagsbewegung bringt Sie gut ins Körperlot, macht das Becken stabil und Ihre Bewegungsqualitäten effizienter und ästhetischer.

3. Wiederholen Sie die Übung fünf- bis zehnmal. Bei Thorakal- und Lumbalskoliosen ist die rechte Standbeinseite die Hauptübungsseite: Das rechte Becken dreht in die Außenspirale und das linke Becken in die Innenspirale, dies gewährleistet Ihnen eine perfekte Beckenentdrehung. Üben Sie anschließend fünfmal die andere Körperseite. Das ist wichtig, denn beim Laufen werden beide Seiten abwechselnd benötigt. Wenn Sie auf dem linken Bein stehen, führen Sie die Außenspirale nur leicht durch. Ihr Hauptaugenmerk liegt auf der Verlängerung der linken Brustkorbseite. Positionieren Sie das Becken und den Brustkorb exakt übereinander positionieren.

   Variation: Für ein besseres Gleichgewicht stellen Sie den Spielbein-Fuß auf einem Schemel.

Beachte!

Mit den Händen auf den Beckenkämmen können Sie die Außen- und Innenspiralbewegung der Hüftbeine gleichzeitig wahrnehmen und auch führen. Das Becken der Standbeinseite ist tiefer als das der Spielbeinseite. Wichtig ist bei Lumbalskoliosen, dass Sie Ihr Becken nicht zur Seite schieben! Es bleibt ganz zentral unter dem Brustkorb positioniert. Das Knie der Spielbeinseite zeigt gerade nach vorne. Hüftstreckung ohne Hohlkreuz ist Zeichen einer koordinierten Standbeinseite.

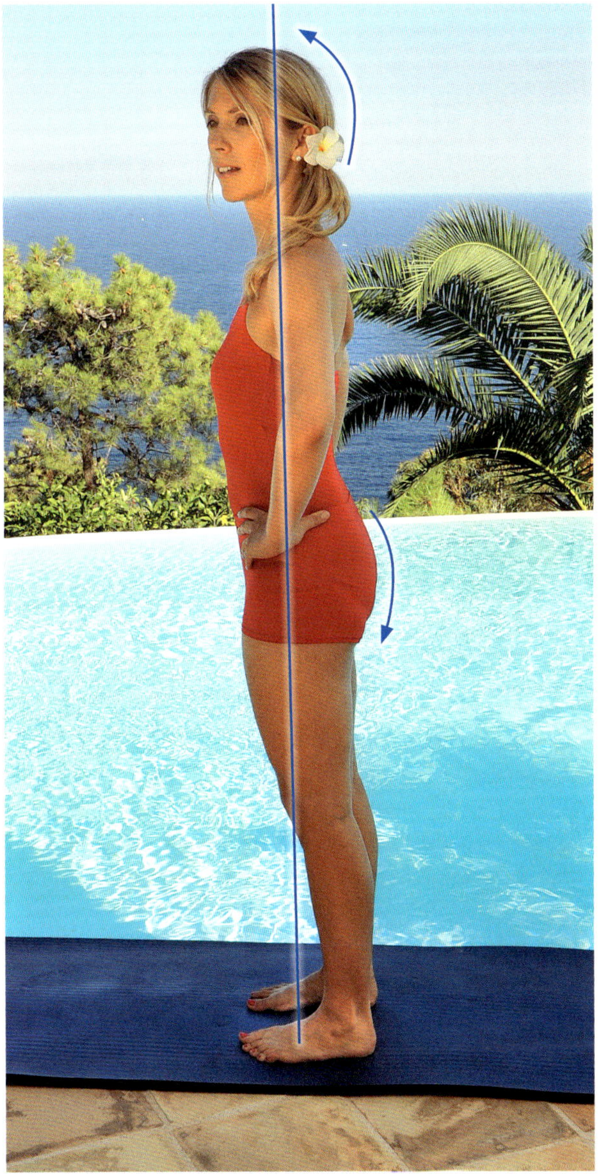

1. Ausgangsposition: Legen Sie die Hände auf beide Beckenkämme. Richten Sie das Becken auf und versuchen Sie eine Hohlkreuzstellung auszugleichen.

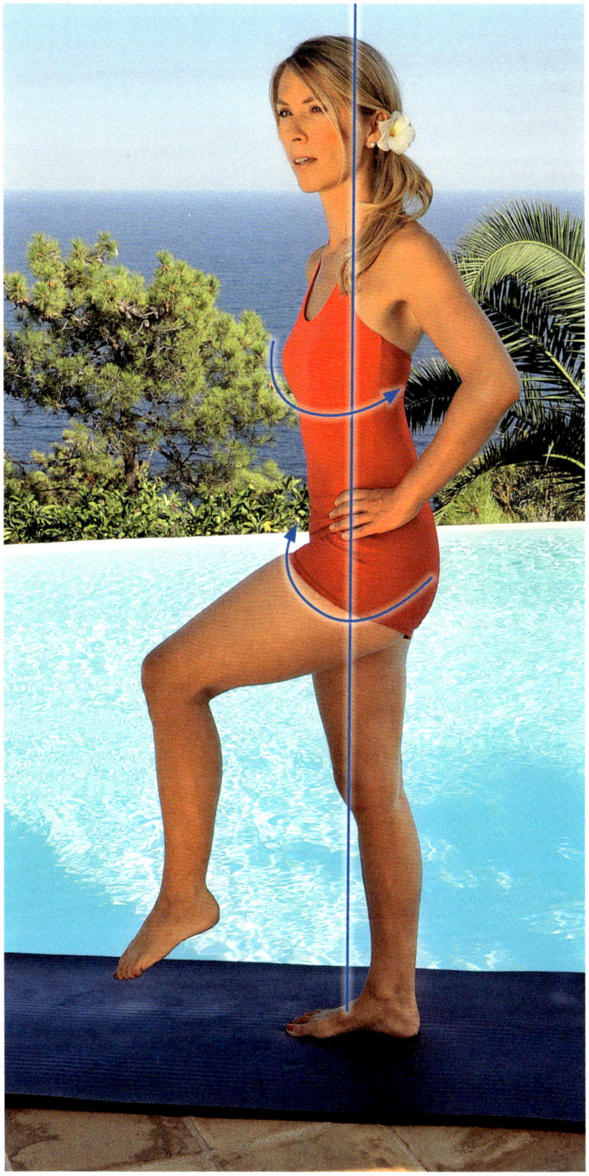

2. Das rechte Bein in den Boden stemmen, dabei verlängert sich die rechte Taille. Das linke Bein ist angehoben, das Becken dreht dabei nach rechts, der Oberkörper dagegen nach links.

Rippenöffner: Sie haben den Dreh raus!

Ziel
Mit dieser Übung schulen Sie die Wahrnehmung und die Drehfähigkeit der Rippen und der Wirbelsäule, um sie spielend in den Bewegungsalltag zu integrieren.

Bewegen im Alltag
Gehen: Jeder Schritt zu Fuß ist eine perfekte Möglichkeit, die Beweglichkeit des Brustkorbs zu verbessern. Spazierengehen, zur Arbeit gehen, beim Treppensteigen oder gar beim Joggen: überall verschrauben sich Becken und Brustkorb um das Körperlot leicht gegeneinander. Spüren Sie es?

Ausführung

1. Legen Sie sich auf die linke Seite und strecken den linken Arm in Verlängerung des Kopfes aus. Das untere Bein ist etwa 90 Grad gebeugt. Stützen Sie den oberen Fuß gegen die Wand, und zwar so, dass er sich auf einer Höhe mit der Hüfte befindet. Der Fuß zeigt nach vorne und ist parallel zum Boden. Den Lendenbogen stützen Sie mit einem kleinen gefalteten Handtuch. Diese Lage simuliert die rechte Standbeinseite und hat den Vorteil, dass Sie vom Boden gestützt sind und sich zunächst nicht gegen die Schwerkraft stabilisieren müssen.

2. Nun das Theraband um den Rumpf schlingen und mit der oberen Hand nahe am Brustkorb fassen. Kopf und Becken aufrichten, unteren Rücken und Nacken verlängern. Nähern Sie Brustbein und Schambein etwas an, damit Sie während der Übung nicht in einen flachen Rücken ausweichen. Das aufgerichtete rechte Hüftbein dreht nach hinten und bewegt sich in Richtung Fuß, dabei streckt sich die Taille. Das ist die Außenspiralbewegung des Hüftbeins. Behalten Sie während der gesamten Übung diese Stellung.

3. Bewegen Sie nun die Rippen mithilfe des Therabands nach vorne in Richtung Boden und nach oben in Richtung Kopf. Beim Rückweg ist besonders wichtig, dass Sie dem Zug des Therabands nur langsam und bremsend nachgeben. So enden Sie jedes Mal ein kleines Stück weiter vorne, als Sie begonnen haben. Ihre Rippenvorwölbung am Rücken wird dadurch sukzessive kleiner!

4. Sie beginnen mit dem Theraband am unteren Ende Ihrer Brustwirbelsäule und arbeiten sich nach und nach hoch bis zum oberen Ende. Das Theraband legen Sie dafür immer ein Stück weiter kopfwärts an. So können Sie jeden einzelnen Wirbel und die dazugehörige Rippe beweglich machen. Üben Sie bevorzugt auf einer Seite, der Skoliosebogen findet dadurch wieder in die Gesamtkörperkoordination zurück. Diese Übung wird also nur auf einer Seite geübt! Wiederholen Sie die Übung zehnmal. Besonders am Anfang können Sie nach einer kurzen Pause beliebig viele Zehner-Wiederholungen starten. Das macht Spaß und tut gut!

Beachte!
Die Bewegung geht von der Wirbelsäule und den Rippen aus. Das Schulterblatt bleibt flächig und entspannt hinten am Brustkorb. Das obere Becken bleibt während der gesamten Übung in der Außenspiralposition verankert. Der Kopf liegt ruhig auf dem Arm. Achten Sie darauf, dass vor allem der Brustkorb rotiert und sich dabei die Brustwirbelsäule nicht überstreckt. Bei Flachrücken nähern Sie Brustbeinspitze und Schambein einander an. Bei Rundrücken legen Sie Ihre Aufmerksamkeit auf die Streckung der Brustwirbelsäule und die Verlängerung der Lendenwirbelsäule.

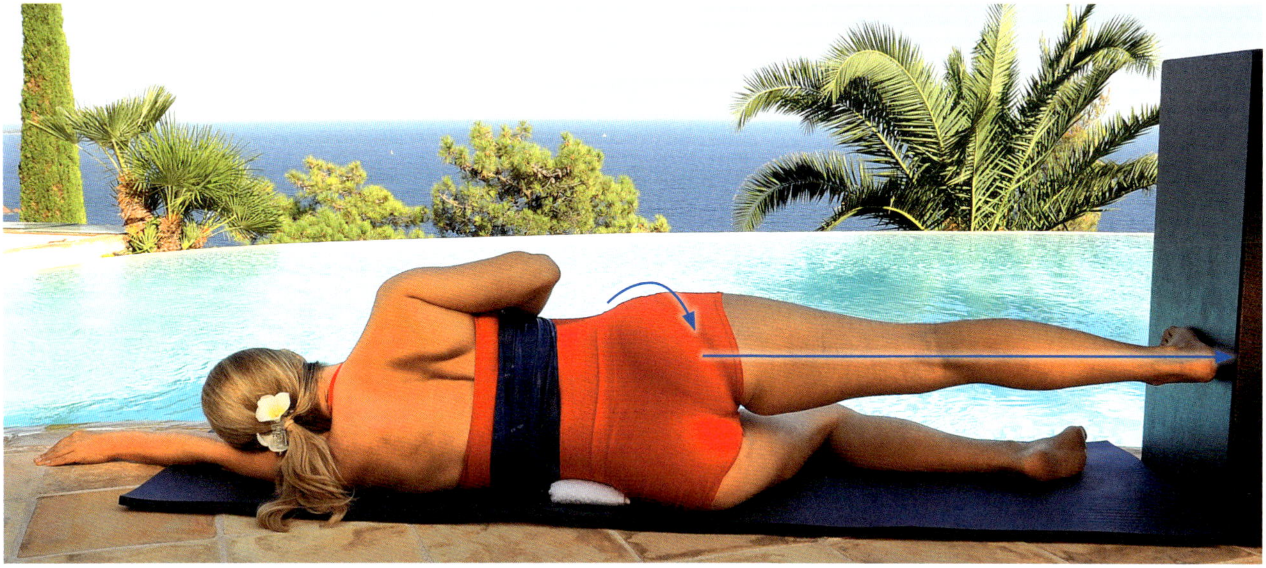

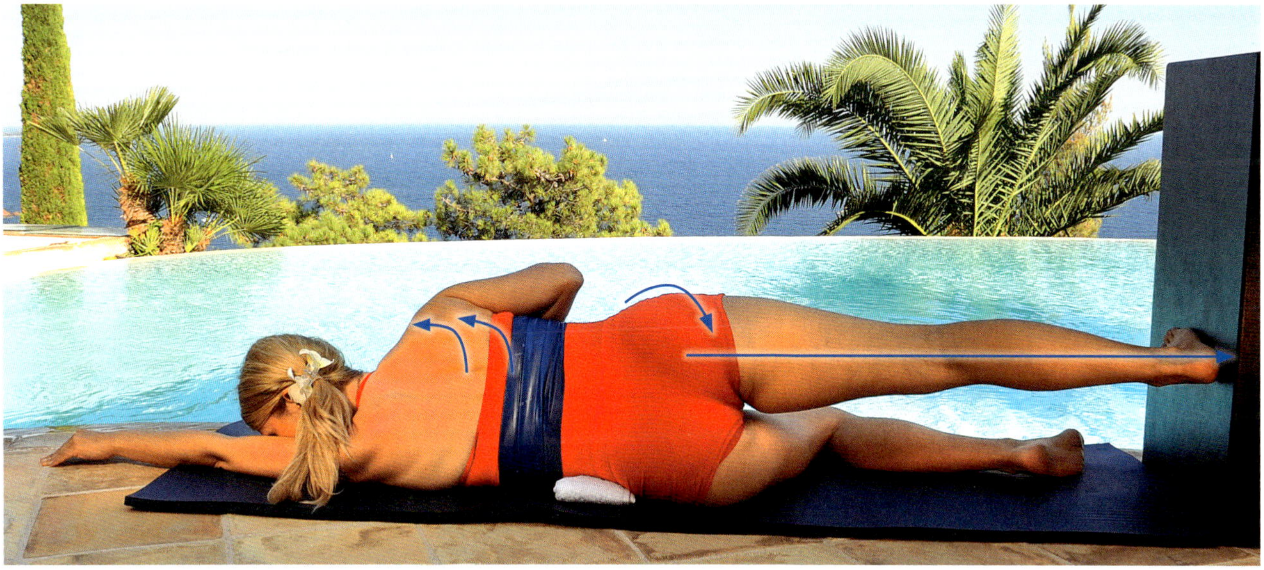

1. Das Theraband ist um den Rücken geschlungen und die obere Hand hält es nahe am Brustkorb fest. Der oberen Fuß stützt sich gegen die Wand.

2. Die rechten Rippen drehen mithilfe des Therabands in Richtung Boden und kopfwärts. Beim Rückweg bremsen Sie die Bewegung ab.

Rippendreher: befreiend dynamisch

Ziel
So verbessern Sie die Beweglichkeit des Brustkorbs und erlangen Stabilität in der Wirbelsäule für eine zentrierte Aufrichtung und Fortbewegung.

Bewegen im Alltag
Am Arbeitsplatz oder im Haushalt, wenn Sie zur Ablage greifen oder sich zum Teekocher drehen: Wann immer Sie den Oberkörper nach links drehen, nehmen Sie dabei die rechten Rippen mit. Im Stand verankern Sie dazu das rechte Bein im Boden, im Sitzen verankern Sie den rechten Sitzbeinhöcker und drehen dann. So entdrehen Sie im Handumdrehen und gleich mehrfach am Tag Ihre verdrehte Brustwirbelsäule. Organisieren Sie sich Ihre Arbeitsumgebung entsprechend, beispielsweise indem Sie Telefon und Wasserglas links hinstellen, damit Sie sich häufig zur richtigen Seite drehen können.

Ausführung

1. Für diese Übung sitzen Sie im Schneidersitz oder auf einem Stuhl. Das Theraband um den Brustkorb legen und mit den Händen fassen. Nun klemmen Sie den Overball zwischen Wand oder Stuhllehne ein. Bei einem Hohlkreuz das Becken aufrichten, den Kopf über den Brustkorb zentrieren und ebenfalls aufrichten. Das rechte Schulterblatt in der Außenspiralbewegung parken und einen Augenblick die wunderbare Weite zwischen den Schulterblättern wahrnehmen.

2. Stellen Sie sich Ihre Körperlängsachse vor. Nahe um diese Achse drehen Sie nun nach rechts und links. Kleine abwechselnde Rechts- und Linksdrehungen, wobei Sie bei einer rechtskonvexen Thorakalskoliose die Drehung nach links betonen. Dann versetzen Sie das Theraband etwas weiter nach oben in Richtung Kopf und drehen wieder in kleinen abwechselnden Bewegungen nach rechts und links. So wandern Sie mit dem Theraband vom unteren Teil Ihres Brustwirbelsäulenbogens bis zum oberen Teil hoch. Ihr Bogen integriert sich damit in die spiralige Verschraubung des Brustkorbs. Ein befreiendes, dynamisches und stabiles Gefühl entsteht im Brustkorb.

   Variation 1: Bei Lumbalskoliosen ist es von Vorteil, auf dem Stuhl zu sitzen. Hochgradige Lumbalskoliosen gehen oftmals mit einer Sitzkyphose einher. Das Becken ist hier nach hinten gekippt und die Lendenwirbelsäule rund. Zur Beckeneinstellung wird hier das Becken leicht nach vorne gekippt. Ein keilförmiges Sitzkissen zur Unterstützung ist eine willkommene Hilfe.

   Variation 2: Ohne Ball, nur mit dem Theraband um den Brustkorb geschlungen, geht die Übung ebenfalls wunderbar. Besonders für zwischendurch.

Beachte!
Lassen Sie den Brustkorb nicht seitlich abdriften. Becken und Brustkorb bleiben übereinander positioniert. Becken aufrichten. Wenn Sie einen flachen oberen Rücken haben, nähern Sie Brustbeinspitze und Schambein einander an und drehen dann. Die hinten eingesunkene linke Rippenseite kuschelt sich besonders nach hinten-oben an den Ball an. Der Blick bleibt geradeaus nach vorne gerichtet. Die Drehbewegung geht von der Wirbelsäule und den Rippen aus. Das Theraband ist eine gute Wahrnehmungshilfe für die Bewegungsfähigkeit der Rippen.

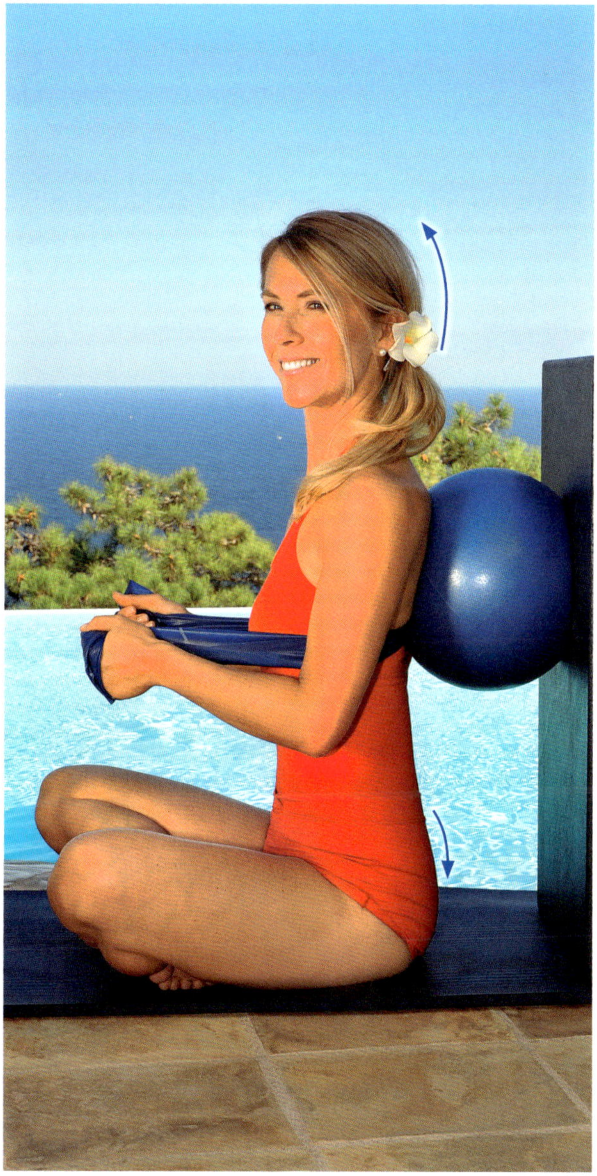

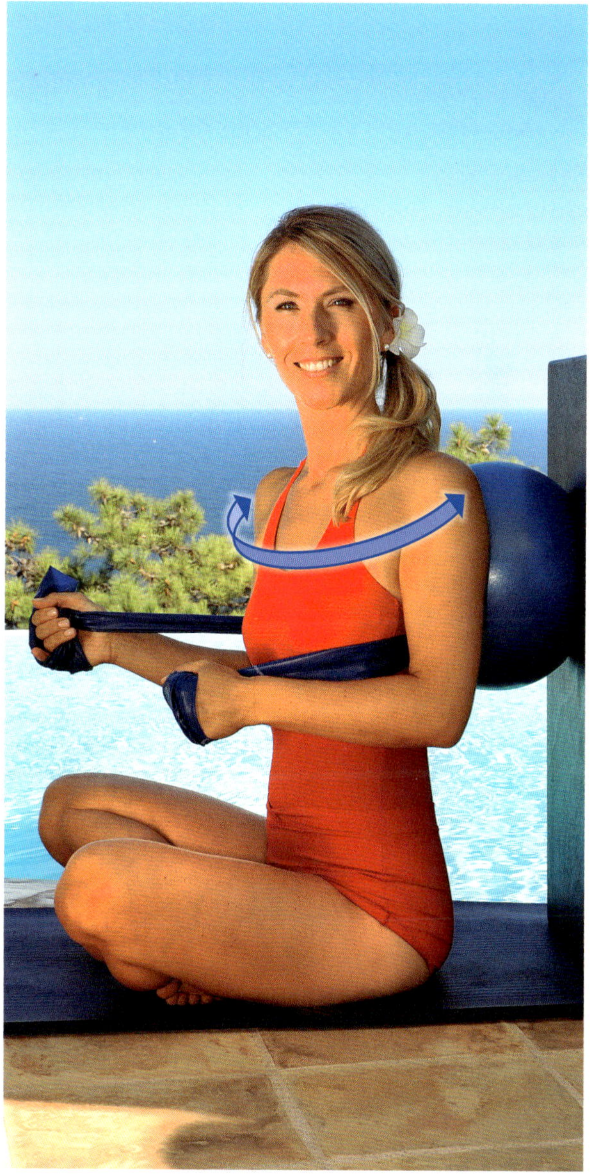

1. Fassen Sie das Theraband möglichst nah am Körper und legen Sie Ihre Ellenbogen am Brustkorb an. Wirbelsäule verlängern, Schultern entspannen.

2. Drehen Sie in kleinen, rhythmischen Bewegungen den Brustkorb abwechselnd nach rechts und links. Der Ball und das Theraband helfen mit.

Wendeltreppe: spiralig auf und ab

Ziel
Verbesserung der Beweglichkeit zwischen Brustkorb und Schulterblatt für einen zentrierten Schultergürtel.

Bewegen im Alltag
Im Büro, in der Schule oder bei verspannter Nackenmuskulatur: Spielen Sie mit der Innen- und Außenspiralbewegung Ihres Schulterblatts. Denken Sie an die gebremste Außenspiralbewegung. Genießen Sie die Weite an der Vorderseite Ihrer Schulter.

Ausführung

1. Setzen Sie sich auf einen Stuhl oder im Schneidersitz auf den Boden. Klemmen Sie ein Ende des Therabands unter Ihre rechte hintere Gesäßhälfte. Bringen Sie das Band nach vorne und legen Sie es von vorne über die rechte Schulter nach hinten. Jetzt das Band diagonal über den Rücken ziehen und unter der linken hinteren Gesäßhälfte fixieren. Becken und Kopf aufrichten, dann kann es losgehen.

2. Das rechte Schulterblatt hebt sich gegen den Widerstand des Bands nach oben und dreht in Richtung Nase nach vorne oben und innen. Dies ist die Innenspiralbewegung des Schulterblatts. Hierbei wird Ihr kleiner Brustmuskel verkürzt. Das ist gewollt, denn gleich anschließend verlängern Sie ihn wieder, indem Sie Ihr Schulterblatt ganz langsam, bremsend in einer Spiralbahn nach hinten-außen drehen und nach unten gleiten lassen. Dies ist die Außenspiralbewegung des Schulterblatts. Verweilen Sie hier einen Moment und prägen Sie sich diese Schulterposition ein. Voilà, Sie haben es geschafft, Ihr Schulterblatt freut sich darüber! Wiederholen Sie diese Übung 10- bis 15-mal.

3. Wenn Sie die Übung auf der anderen Seite üben möchten, wird das als Fleißarbeit anerkannt. In der Regel ist die linke Schulter nicht oder nur wenig nach vorne gedreht. Die Übung verbessert dennoch die Gleitfähigkeit der Strukturen zwischen Schulterblatt und Brustkorb, lassen Sie die Rippen auf dieser Seite nach hinten gleiten, um dort das Schulterblatt zu unterfüttern.

Beachte!
Die Wirbelsäule bleibt aufgerichtet, wenn Sie das Schulterblatt in Richtung Nase bewegen. Weichen Sie weder in einen oberen Flachrücken noch in einen Rundrücken aus, während das Schulterblatt in die Außenspiralbewegung kommt. Die Weite zwischen den Schulterblättern beibehalten. Ihr oberer Rücken bleibt breit und weit.

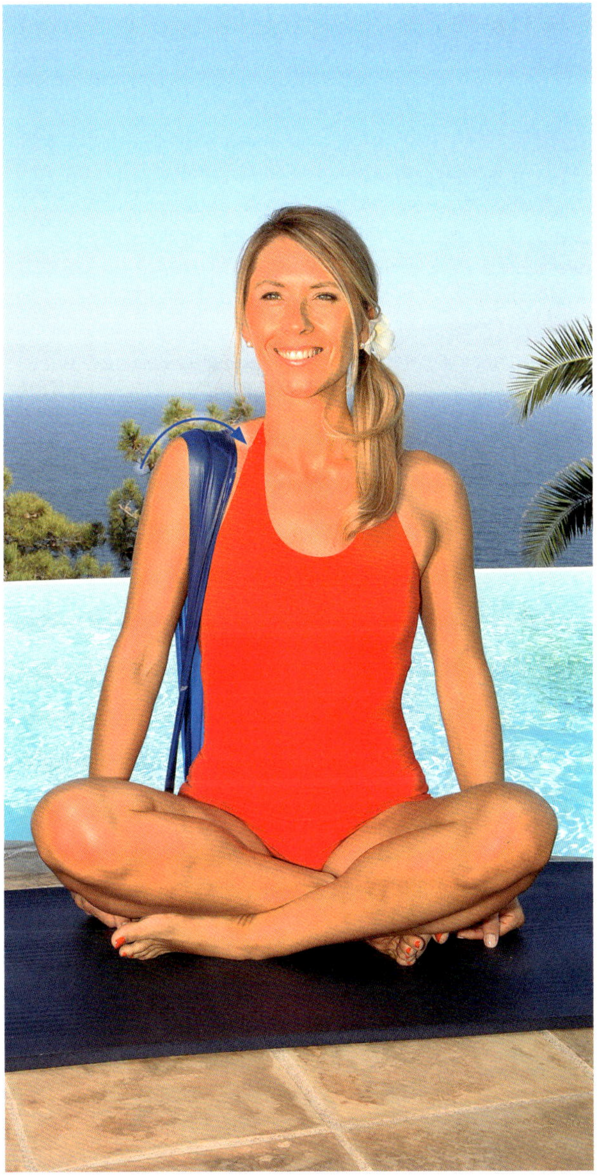

1. Ausgangsstellung: Schulter nach oben ziehen und in Richtung Nase nach vorne und innen drehen.

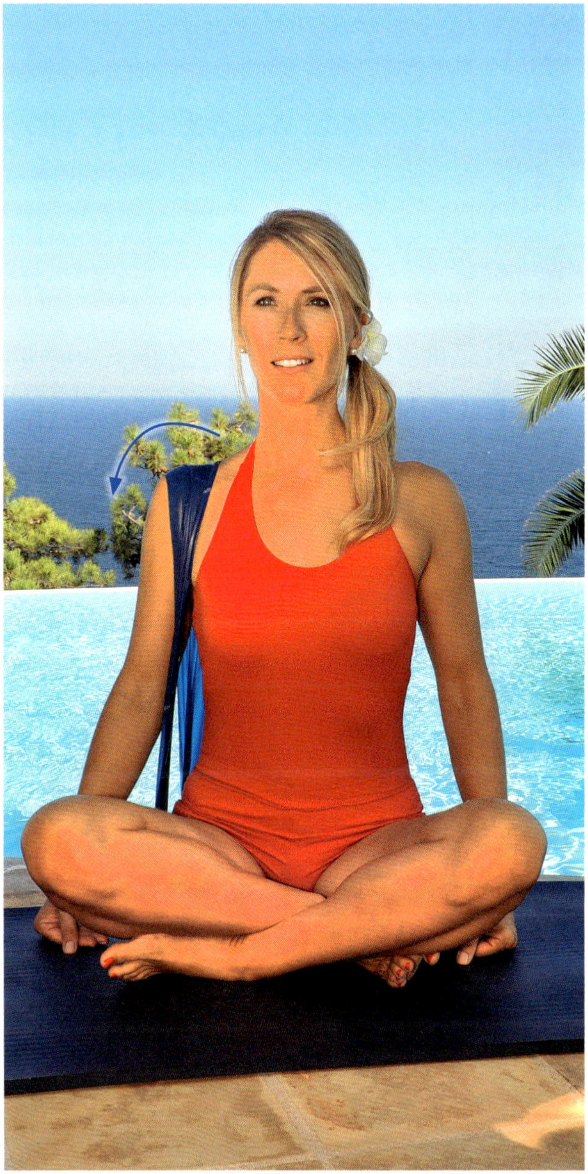

2. Wirkt den Engelsflügelchen entgegen: Schulter langsam und bremsend nach hinten-außen drehen und etwas nach unten gleiten lassen.

Schultergelenksachter: schwebende Achterschlaufen

Ziel
Verankerung der Bewegungskoordination zwischen Arm und Schulterblatt für eine zentrierte und kraftvolle Armbewegung.

Bewegen im Alltag
Im Haushalt: Hier wimmelt es von Bewegungen, in denen der Arm nach vorne gestreckt wird. Ob Sie eine Tasse aus dem Küchenschrank nehmen, die Türe öffnen oder ein schönes Kleid aus dem Schrank holen: Erst Rippen und Schulterblatt positionieren und dann den Arm heben.

Ausführung

1. Stellen Sie sich aufrecht hin oder setzen Sie sich auf einen Hocker. Ihr rechter Arm hängt entspannt am Körper herab. Kopf und Becken aufrichten, unteren Rücken und Nacken verlängern. Legen Sie Ihre linken Fingerspitzen von vorne an die rechte Schulter. Dies hilft Ihnen, die Bewegung des Oberarmkopfes nachzuempfinden und Ihren Schulterbereich vorne weit zu halten. Bewegen Sie Ihre rechten oberen Rippen unterhalb Ihres Schlüsselbeins nach vorne oben. Gleichzeitig das Schulterblatt nach hinten rollen. Öffnen Sie Ihren vorderen Schulterbereich zusätzlich, indem sich die Schulter zur Seite entspannt, lassen Sie Ihr Schulterblatt dabei nach unten gleiten.

2. Nun malen Sie mit dem Arm Achterschlaufen in die Luft, dabei sind es Ellbogen und Hand, die die Bewegung führen. Beginnen Sie mit einer Schlaufe nach vorn, dafür drehen Sie den rechten Oberarm leicht nach innen und bewegen den Ellbogen auf sanft geschwungener Bogenbahn nach vorne, die Handfläche zeigt nach hinten. Am vorderen Wendepunkt drehen Sie den Oberarm maximal nach außen, dabei zeigt die Handfläche nach vorne. Jetzt ziehen Sie die Achterschlaufe zurück nach hinten. Hier findet erneut eine kleine Umkehrschlaufe statt: Der Oberarm dreht wieder nach innen und die Achterschlaufe schließt sich. Spüren Sie, wie sich der Oberarmkopf bei jeder Achterschlaufe weiter ins Schultergelenk schraubt und zentriert? Ein schwebender Arm ist das wunderbare Ergebnis dieser Bewegung. Wiederholen Sie diese Übung 10- bis 15-mal auf beiden Seiten.

Beachte!

Genießen Sie die Weite zwischen den Schultern. Fangen Sie mit einer kleinen Achterschlaufe an. Weichen Sie weder in einen runden noch in einen flachen oberen Rücken aus. Hinweis: In ganz seltenen Fällen einer hinteren Schulterinstabilität ist diese Übung ungeeignet.

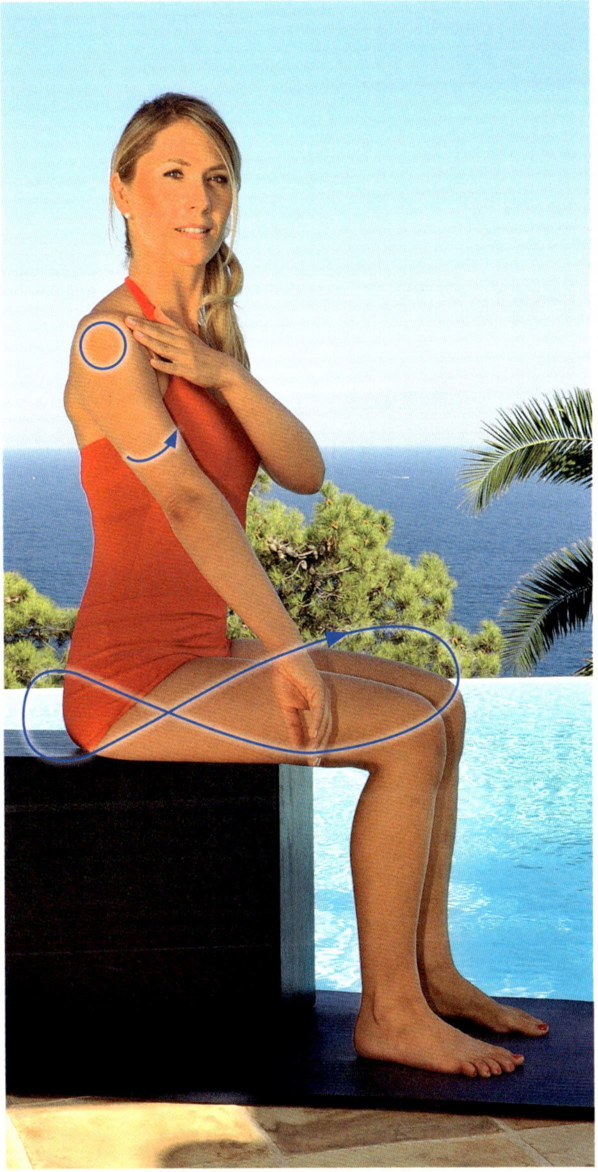

1. Der Oberarmkopf dreht nach innen und der Arm schwingt nach vorne oben, zum vorderen Wendepunkt.

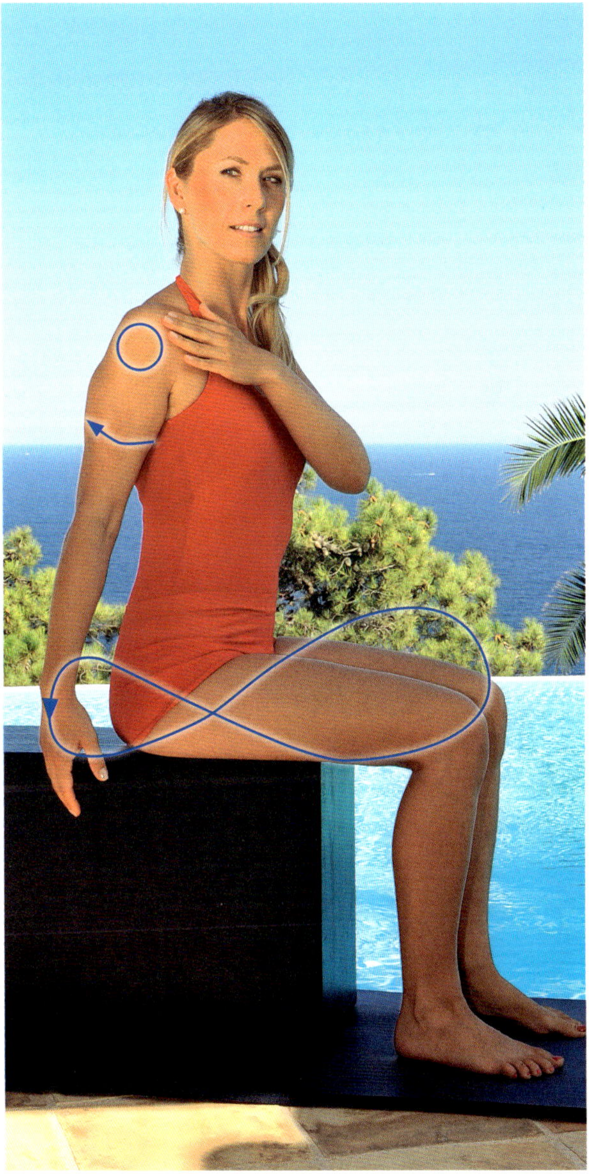

2. Hier ist der Oberarmkopf nach außen gedreht, der Arm schwingt ein paar Zentimeter nach hinten, dies ist der hintere Wendepunkt.

Schulterkraft: zentriert und stabil

Ziel

Kraftaufbau im Schulterblattbereich und Zentrierung des Schulterblatts für eine koordinierte, kraftvolle Armbewegung.

Bewegen im Alltag

Beim Sport: Ob Vierfüßlerstand oder Seitstütz, jetzt kennen Sie die stabilen Drehrichtungen. So haben Sie eine optimale Kraftübertragung vom Arm zur Rückenmuskulatur und umgekehrt. Zudem sind Ihre Schultergelenke wunderbar zentriert.

Ausführung

1. Für diese Übung sitzen Sie im Schneidersitz oder auf dem Stuhl. Bei Lumbalskoliose hat sich die Übung auf dem Stuhl bewährt. Setzen Sie sich mit dem rechten Po auf das eine Ende des Therabands, das andere wickeln Sie um Ihre rechte Hand. Der Unterarm ist angewinkelt und die Handfläche zeigt nach außen. Becken und Kopf aufrichten, bis sich der untere Rücken und Nacken verlängert.

2. Verankern Sie Ihr rechtes Schulterblatt in der Außenspiralbewegung. Dazu drehen Sie Ihr Schulterblatt nach hinten und öffnen die Schlüsselbeinregion, dann lassen sie es etwas nach unten gleiten, bis beide Schultern auf gleicher Höhe sind. Gleichzeitig mobilisieren und bewegen Sie die vorderen obersten Rippen rechts unterhalb des Schlüsselbeins nach vorne oben. Während Sie den Arm zur Seite bewegen, drehen Sie Ihre Hand vom Körper weg. Ziehen Sie das Theraband in die Länge und strecken Sie den Arm zur Seite. Das Schulterblatt ist in der Außenspirale und der Oberarm nach außen gedreht, der Unterarm dreht dagegen nach innen.

3. Das ist die perfekte Armverschraubung, wenn sich beispielsweise Kunstturner mit gestreckt-verriegeltem Arm abstützen. Im Alltag kommt dies seltener vor. Nun geben Sie der Spannung des Therabands langsam und bremsend nach, bis der Ellenbogen wieder am Körper angelangt ist. Diese Bewegung verhilft Ihnen zu einem zentrierten und stabilen Schultergürtel mit viel Handlungsfreiheit. Wiederholen Sie diese Übung 10- bis 15-mal und zum Ausgleich auch die andere Seite.

Beachte!

Weichen Sie nicht in einen flachen oberen Rücken aus. Stützen Sie sich eventuell mit der linken Hand an der Wand ab, um die Körpermitte leichter halten zu können. Das Schulterblatt bleibt in der Außenspirale und wandert nicht hoch in Richtung Ohr.

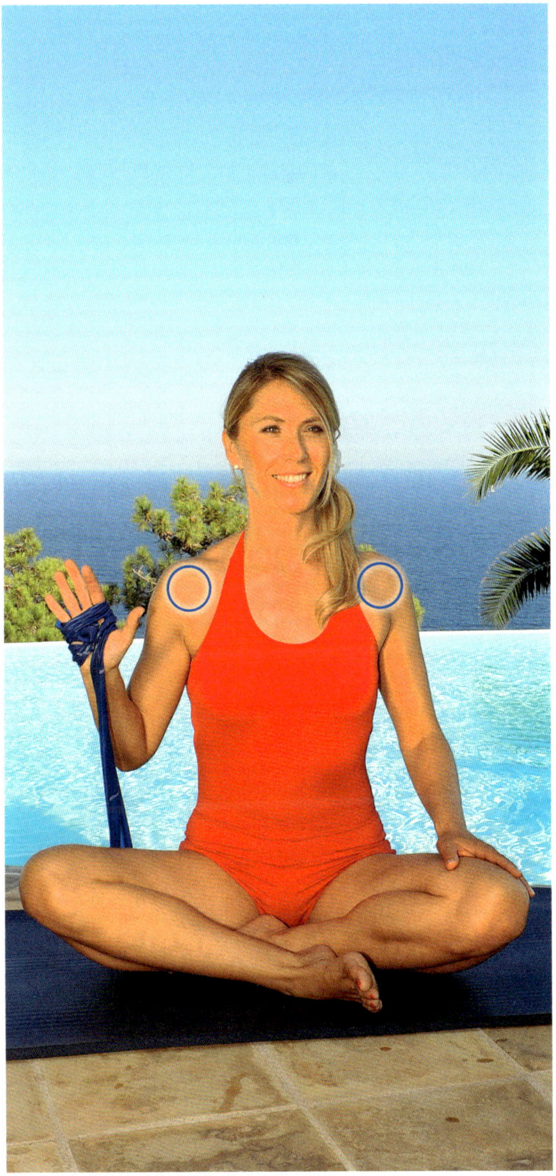

1. Das Schulterblatt ist in der Außenspiralbewegung geparkt, der Oberarm dreht nach außen, der Unterarm nach innen.

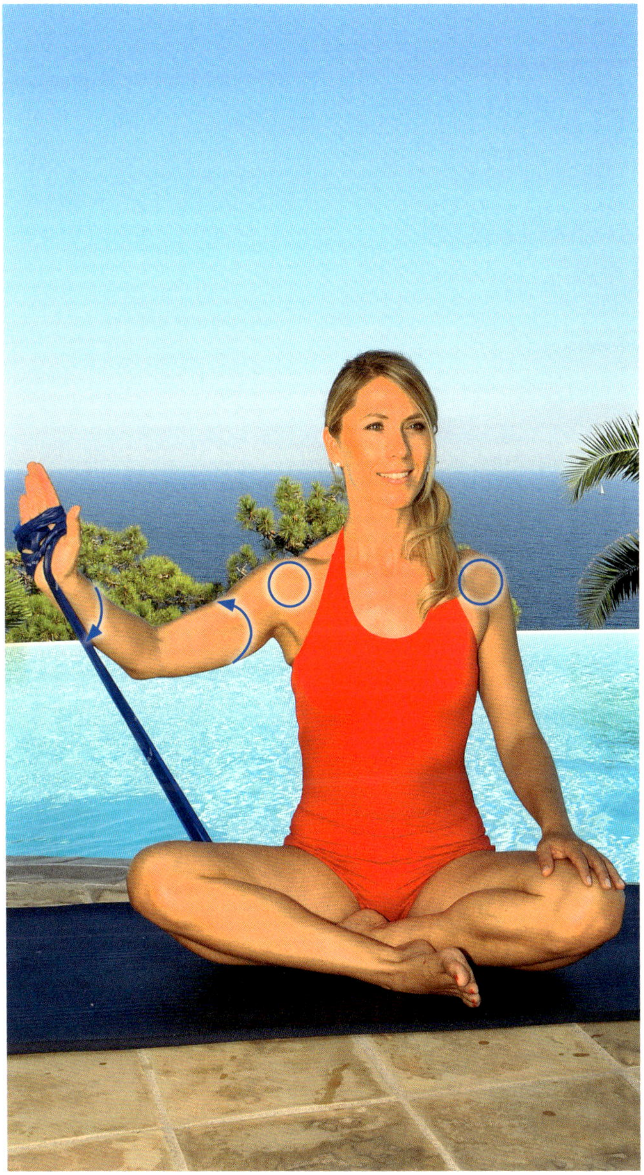

2. Die Hand bis auf Schulterhöhe nach oben in die Stützposition schrauben. Die Handfläche zeigt vom Körper weg.

Kopfachter: Freiheit für Kopf und Nacken

Ziel
Entspannung für die Nackenmuskulatur und freie Beweglichkeit für Kopf und Kopfgelenke.

Bewegen im Alltag
Bei sitzenden Tätigkeiten: Besonders hier wird Ihnen der wohlige Kopfachter zwischendurch einen entspannten Nacken schenken. Ideal auch bei den ersten Anzeichen von Nackenverspannungen und Spannungskopfschmerzen.

Ausführung

1. Begeben Sie sich in die Rückenlage, die Beine sind angewinkelt, der Kopf liegt auf einem nur leicht aufgeblasenen Overball. Über dem Impuls der tiefen Halsmuskulatur rollen Sie den Kopf ein, sodass der Nacken etwas länger wird und sich Ihre Nackenmuskulatur wohltuend entspannt. Stellen Sie sich vor, dass Ihre Nase eine lange Pinocchio-Nase wird. Jetzt können Sie liegende Achter in den Raum zeichnen. Von der Mitte beginnend drehen Sie Ihren Kopf nach rechts unten, führen die Schleife weiter nach rechts oben und zurück zur Mitte. Die Mittellinie kreuzen Sie nach links unten, ziehen die Schleife von unten weiter nach links oben, bis Sie wieder an der Mittellinie angelangt sind. Von hier aus geht es zyklisch zum nächsten Durchlauf einer endlosen Achterbewegung.

2. Der Ball unterstützt die dreidimensionale Bewegung. Um die Bewegung besser führen und spüren zu können, legen Sie Ihre Fingerspitzen vor die Ohren. Erleben Sie das neue Freiheitsgefühl im Kopf und Nacken. Wiederholen Sie die Übung 10- bis 15-mal.

Beachte!

Behalten Sie einen rechten Winkel zwischen Hals und Kinn. Das Bewegungsausmaß ist ganz klein und fein. Bleiben Sie mit Ihrem Kopf immer genau in der Körperlängsachse, damit das Zentrum des Kopfes als Mittelpunkt der Bewegung nicht hin und her pendelt. Den Kopfachter können Sie auch im Sitzen oder Stehen machen.

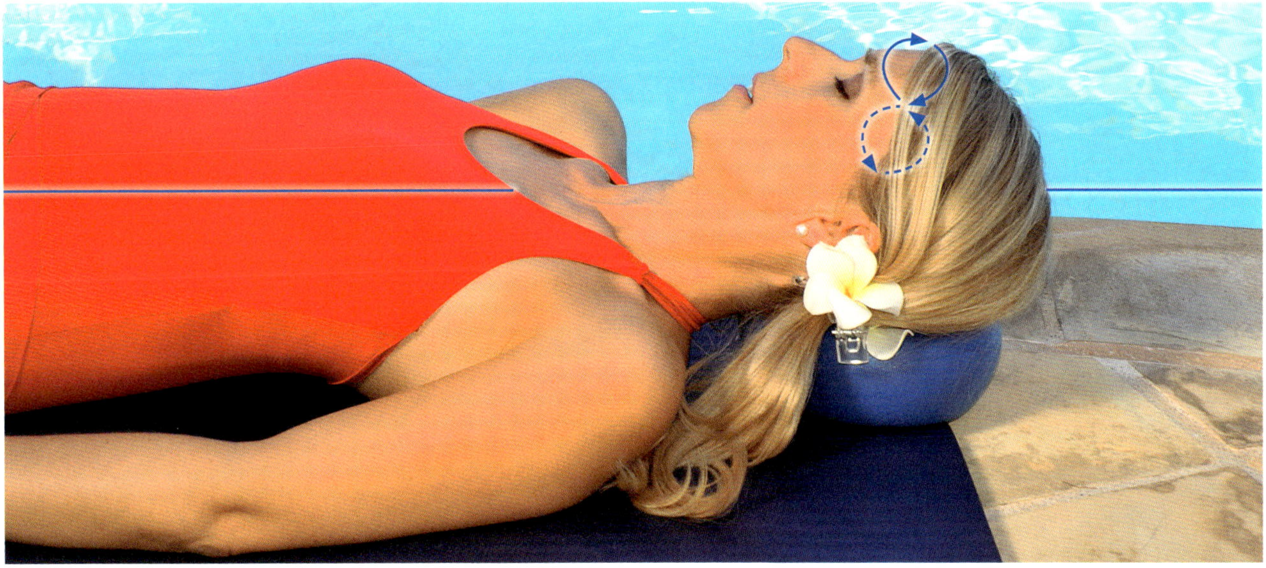

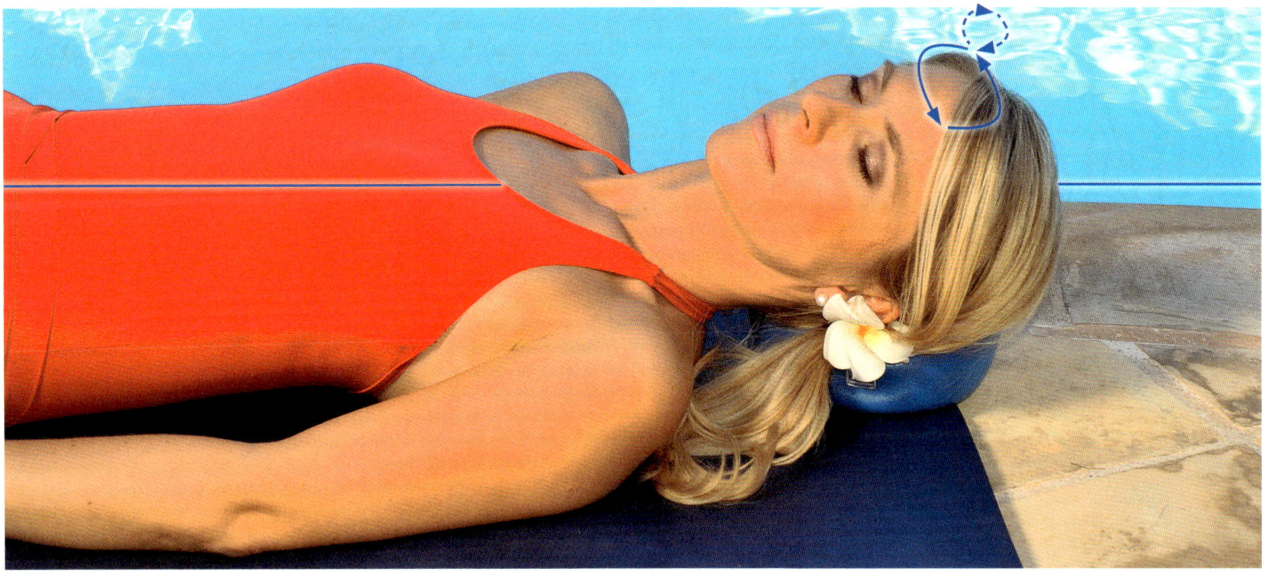

1. Mit der Nasenspitze zeichnen Sie eine liegende Acht: von der Mitte nach rechts unten, weiter nach rechts oben und wieder zurück zur Mitte.

2. Dann drehen Sie nach links unten, ziehen die Schleife nach links oben und wieder zurück zur Mitte.

Bewegungsprofis: koordiniert von Kopf bis Fuß

Mit den fünf folgenden Übungen wird es Ihnen gelingen, auch komplexere Bewegungsabläufe zu reorganisieren. Denn jetzt ist es an der Zeit, alte einschränkende Bewegungsgewohnheiten über Bord zu werfen und das Repertoire gesunder Haltungs- und Bewegungsabläufe zu erweitern. Gleichzeitig trainieren Sie Ihre Wahrnehmung. Ein Schritt hin zur Bewegungsintelligenz im Alltag.

Heben: von der Hand in den Mund

Ziel
Zentrierung des Schultergelenks und Koordinierung der Armverschraubung zum funktionellen Gebrauch der Schulterstrukturen.

Bewegen im Alltag
Am Esstisch: Jede Mahlzeit ist eine hervorragende Gelegenheit, Unter- und Oberarm zu verschrauben und das Schultergelenk zu zentrieren. Um das leckere Essen mit der Gabel zum Mund zu führen, drehen Sie den Oberarm leicht nach innen und den Unterarm nach außen, das Schulterblatt ist dabei in der Außenspirale geparkt.

Ausführung

1. Setzen Sie sich im Schneidersitz oder auf einen Hocker mit dem Rücken zur Wand. Legen Sie ein Ende des Therabands unter Ihr rechtes Gesäß, das andere Ende halten Sie unter leichtem Zug in der rechten Hand. Noppenball zwischen Schulterblatt und Wand einklemmen. Becken aufrichten und den Kopf leicht nach oben in die Länge führen. Drehen Sie die rechten oberen Rippen unterhalb des Schlüsselbeins nach vorne-oben. Ihr Schulterblatt dreht dagegen nach hinten, öffnet vorne die Schlüsselbeinregion.

2. Lassen Sie jetzt den Oberarm einen halben Zentimeter Richtung Boden sinken, so entsteht mehr Platz in Ihren Schultergelenk zwischen Schulterdach und Kugelkopf. Nun heben Sie den Arm an, spreizen ihn leicht zur Seite ab und drehen ihn dabei leicht nach innen. Dabei schraubt sich der Oberarmkopf nach hinten in die Gelenkpfanne. Den Unterarm nach außen drehen, die Hand bewegt sich wie von alleine zum Mund. Es entsteht eine koordinierte spiralige Dreh-Beuge-Bewegung des Arms. Ziehen Sie leicht am Theraband und bewegen Sie die Hand Richtung Mund. Nun drehen Sie die Handfläche wieder in Richtung Boden. Führen Sie den Arm in die Ausgangsposition zurück.

3. Ein solchermaßen zentriertes Schultergelenk verschafft Ihnen Spielraum im Gelenk und jede Menge Handlungsfreiheit. Wiederholen Sie die Übung 10- bis 15-mal. Auch die andere Seite ein paar Mal, das dient dem Ausgleich zwischen rechter und linker Seite.

Beachte!
Das Schulterblatt schmiegt sich in der Außenspiralposition am Brustkorb an. Beginnen Sie die Armbewegung damit, dass Sie die rechten vorderen Rippen unterhalb des Schlüsselbeins nach vorne-oben drehen. Lassen Sie Weite im vorderen Schulterbereich entstehen, indem Sie die Schulter zur Seite bewegen. Die Kraft kommt aus dem Körperzentrum.

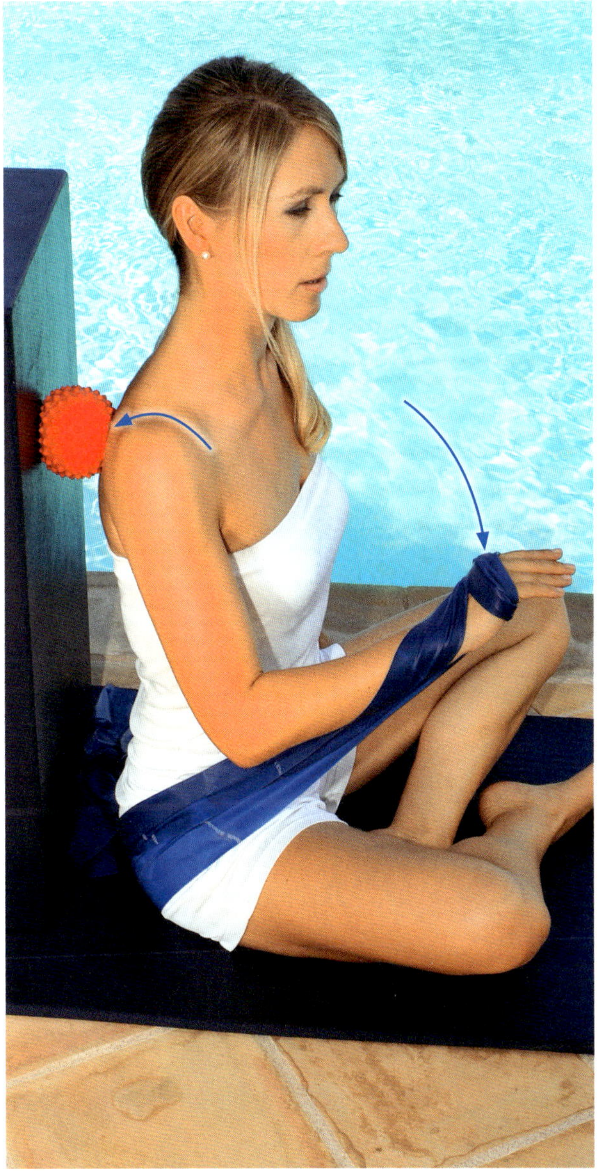

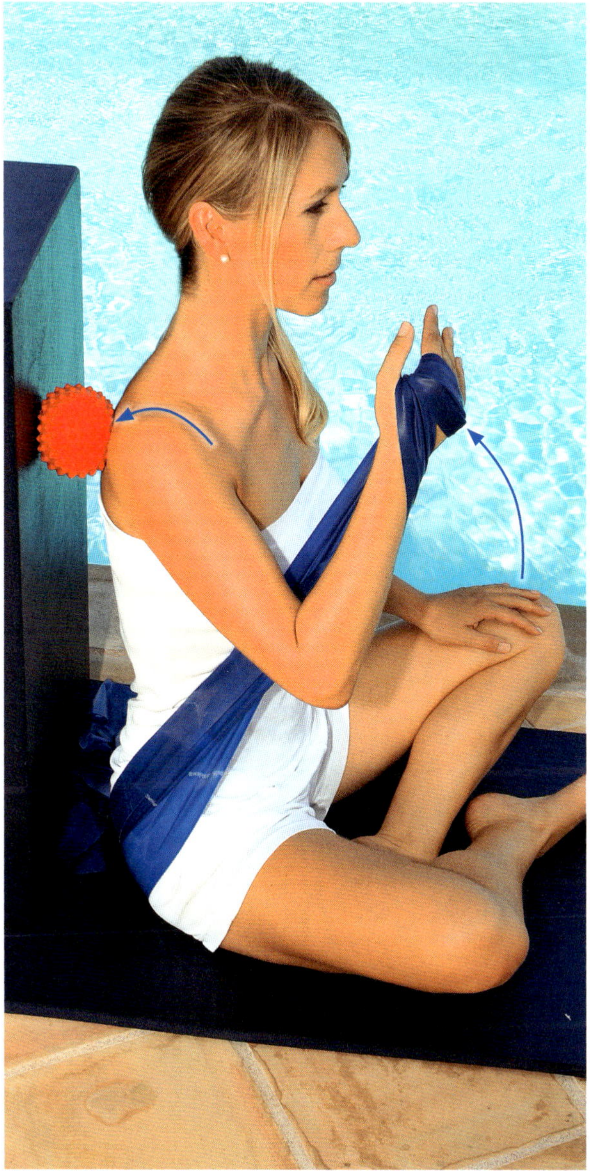

1. Das Schulterblatt hält den Ball mithilfe der Außenspirale nach hinten-außen-unten an der Wand.

2. Die Hand dreht zum Gesicht und zieht das Theraband nach oben in Richtung Mund. Die Schulter bleibt geparkt.

Abstützen: mobile Rippen – stabiles Schulterblatt

Ziel
Mit einem stabilen Schulterblatt und mobilen Rippen verschrauben Sie Becken und Brustkorb gegeneinander für ein besseres Gefühl der Körperlängsachse.

Bewegen im Alltag
Im Sport und Alltag: Spüren Sie, wie sich beim Aufstützen mit dem Arm auch der Schultergürtel stabilisiert, dabei die Rippen jedoch locker unter dem Schulterblatt vor und zurück gleiten können. Das funktioniert besonders gut beim Fahrradfahren, wenn Sie sich auf den Lenker stützen. Im Alltag können Sie jede Situation nutzen, wenn Sie sich stehend oder sitzend irgendwo abstützen möchten, beispielsweise auf dem Tisch, an der Stuhllehne oder an jedem Geländer.

Ausführung

1. Legen Sie sich auf die linke Seite im rechten Winkel zur Wand – den Kopf weg von der Wand. Der untere Arm ist am Boden in Verlängerung des Körpers ausgestreckt. Die Brustbeinspitze und das Schambein annähern, damit Sie nicht in einen flachen oberen Rücken ausweichen. Ziehen Sie das untere Bein im 90-Grad-Winkel an. Mit dem oberen Knie drücken Sie einen Overball oder einen größeren Ball an die Wand, sodass das Hüftgelenk gestreckt ist und der Unterschenkel in einem 90-Grad-Winkel nach hinten zeigt. Den rechten Arm in Brustbeinhöhe aufstützen, die Finger zeigen kopfwärts. Becken und Kopf aufrichten und den Kopf in Verlängerung des Brustkorbs ablegen. Der Winkel zwischen Kinn und Hals beträgt 90 Grad. Das rechte Schulterblatt parkt in der Außenspirale.

2. Der rechte Arm übernimmt hier die Stützfunktion. Nun verlängern Sie Ihr rechtes Knie in den Ball hinein. Das Schulterblatt bleibt durch die Stützfunktion im Raum stehen. Spiralisieren Sie Ihre rechte Brustkorbseite nach vorne-oben in die Länge in Richtung Boden. Die Rippen gleiten dabei unter dem stabil stehenden Schulterblatt hindurch. Die Gleitfähigkeit zwischen Schulterblatt und Rippen wird wiedergewonnen. Verspannungen im Schultergürtel gehören somit der Vergangenheit an. Wiederholen Sie diese Übung 10- bis 15-mal.

   Variation: Wenn Sie die andere Seite üben, legen Sie ein Handtuch unter die Rippen rechts. Den Schwerpunkt legen Sie jetzt auf die Beckenaufrichtung und die leichte Drehung des Oberkörpers. Die Rippen drehen nach hinten in Richtung Boden und nach oben in Richtung Kopf. Das Schulterblatt bleibt wieder an Ort und Stelle. Rotieren Sie auf dieser Seite nicht zu stark mit Becken und Brustkorb und schieben Sie das Hüftbein und damit Knie und Ball nicht zu stark zur Wand, sonst verstärkt sich der Lendenbogen.

Beachte!

Das Becken ist immer aufgerichtet, die Leisten sind weit geöffnet. Behalten Sie die gedankliche Verbindung zwischen Brustbeinspitze und Schambein bei, um einen oberen Flachrücken zu vermeiden. Der Brustkorb dreht nach vorne-oben Richtung Boden und das Becken parkt in der Außenspirale.

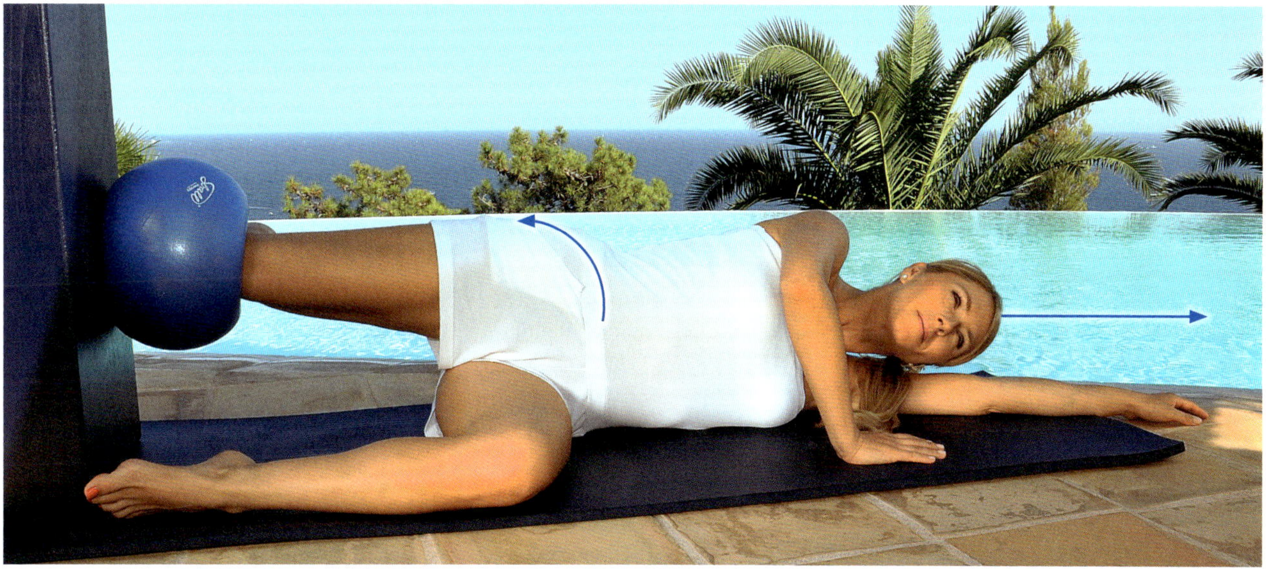

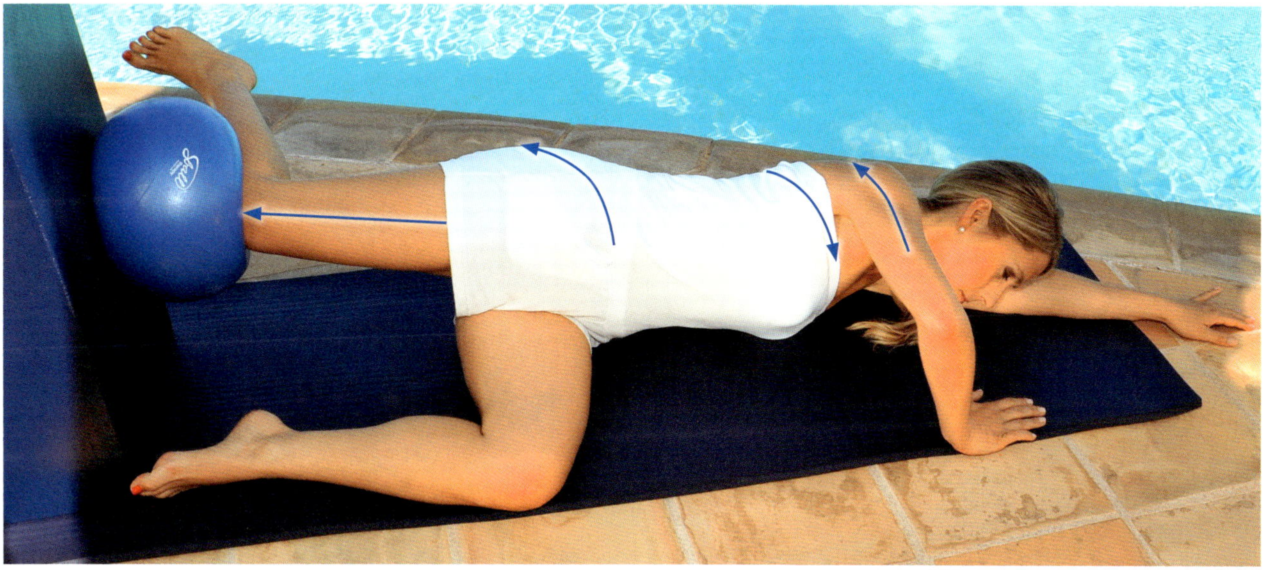

1. Das rechte Hüftbein in der Außenspirale parken, der obere Arm stützt vor dem Körper auf.

2. Das Schulterblatt dreht nach hinten-außen und gleitet dabei nach unten, der Oberkörper dreht gegen das Becken nach vorne Richtung Kopf und Richtung Boden.

Schulterstütz: Kraft für den Schultergürtel

Ziel
Kraft im Schultergürtel aufbauen und die vordere Rumpfmuskulatur aktivieren, um dem flachen oberen Rücken entgegenzuwirken. Die Gleitfähigkeit zwischen Rippen und Schulterblatt wird gefördert.

Bewegen im Alltag
Sofa oder Bett: Wenn Sie über die rechte Seitenlage aufstehen, stützen Sie Ihren rechten Unterarm ab, drehen Ihren Brustkorb unter dem aufgestützten Schulterblatt hindurch nach vorne und kommen so zum Sitzen hoch.

Ausführung

1. Begeben Sie sich in den Unterarmstütz und stemmen Sie Ihr rechtes Bein an der Wand ab. Die Ellenbogen sind unter den Schultergelenken und das Knie unter dem Hüftgelenk. Bauen Sie eine stabile Grundspannung auf, indem Sie die Schultern in der Außenspirale am Brustkorb parken und die Unterarme fest in den Boden drücken. Nähern Sie Brustbeinspitze und Schambein einander an. Dies aktiviert die vordere Rumpfmuskulatur und gleicht einen flachen Rücken und ein Hohlkreuz aus.

2. Stemmen Sie sich mit dem rechten Fuß an der Wand ab. Parken Sie Ihre Schulterblätter am Brustkorb in der Außenspirale. Ihr Oberarm ist durch die Stützposition des Unterarms weder nach außen noch nach innen gedreht. Ihr Becken bleibt während der Übung immer waagrecht. Achten Sie darauf, dass die Hüfte Ihres gebeugten Knies nicht zur Seite ausweicht, sie drücken vielmehr das Knie in den Boden und holen Ihre Pomuskeln zur Hilfe, damit das Becken über den Knie bleibt. Jetzt drehen Sie Ihren Oberkörper leicht nach links, wobei die rechten Rippen unter dem rechten Schulterblatt hindurch gleiten. Drehen Sie Ihren Kopf ebenfalls zur linken Seite. Anschließend kommen Sie wieder zur Ausgangsposition zurück. Das ist anstrengend, macht aber schöne Arme und einen stabilen Schultergürtel. Wiederholen Sie diese Übung 5-mal. Diese Übung wird nur auf einer Seite geübt.

Beachte!

Diese Übung ist mit kräfteaufbauender Haltearbeit verbunden. Brustbeinspitze und Schambein so weit einander annähern, bis der flache obere Rücken und das Hohlkreuz verschwinden. Unterarme gut in den Boden stützen und Kraft im Schulterbereich aufbauen. Beide Schultern sind weit weg von den Ohren und bleiben am Brustkorb geparkt. Bei rundem Rücken den Bereich unterhalb der Brustbeinspitze öffnen und das Brustbein in Richtung Boden bewegen, das streckt die Brustwirbelsäule.

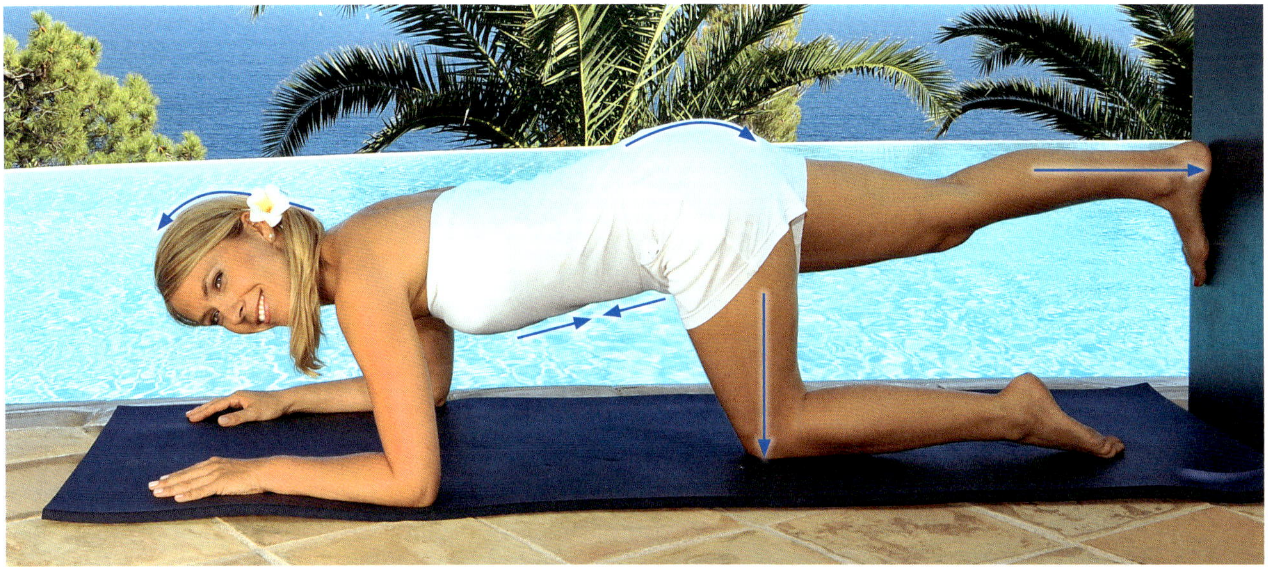

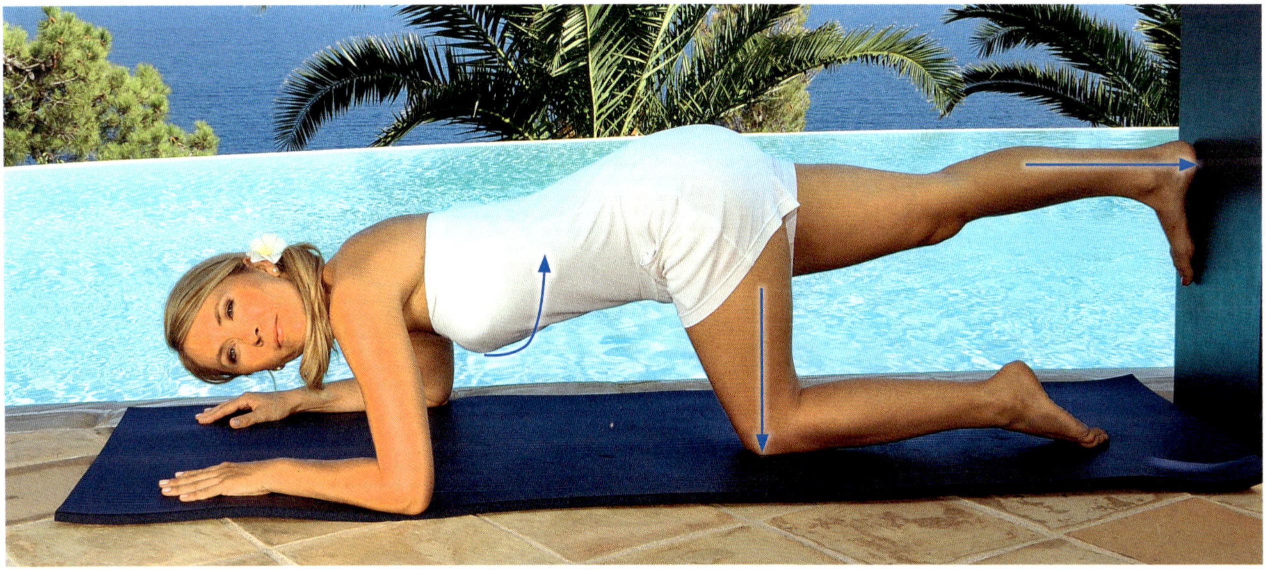

1. Begeben Sie sich in den Unterarmstütz und stützen Sie das rechte Bein an der Wand ab. Nähern Sie Brustbeinspitze und Schambein einander an, die Wirbelsäule bleibt lang.

2. Drehen Sie Ihren Oberkörper nach links und lassen Sie Ihre rechten Rippen unter dem Schulterblatt hindurch nach vorne gleiten.

Drehen: mit stabilem Zentrum

Ziel
Dreidimensionale Verschraubung des Brustkorbs mit aufrechtem Oberkörper und Hüftstreckung für einen koordinierten Gang.

Bewegen im Alltag
Im Büro: Gestalten Sie Ihren Schreibtisch so, dass Sie oft die Gelegenheit haben, zur linken Seite zu drehen. Den rechten Sitzbeinhöcker am Stuhl verankern. Linke obere Rippen nach hinten-oben drehen und gleichzeitig die linke Brustkorbseite lang halten. Rechte vordere Rippen nach vorne-oben drehen. Ob beim Autofahren, am Esstisch, in der Küche oder im Garten, jetzt kennen Sie Ihre stabile Drehrichtung.

Ausführung

1. Beginnen Sie im Kniestand und stellen Sie das linke Bein auf. Das Becken ist aufgerichtet, das rechte Hüftbein bleibt in der Außenspirale nach hinten gedreht und nach unten gekippt. Ihre rechte Beckenseite steht tiefer als Ihre linke. Die rechte Hand liegt auf dem rechten Beckenkamm. Die linke Hand liegt am rechten Achsel-Rippen-Bereich. Kopf aufrichten, bis sich der Nacken verlängert.

2. Drehen Sie Ihre rechten oberen Rippen nach vorne-oben und den Oberkörper nach links. Die linken oberen Rippen, die sich dabei nach hinten drehen, gleiten nach hinten-oben. Das rechte Hüftbein bleibt in der Außenspirale. Die Rippen folgen einer imaginären Spirale nach vorne-oben und zur Körpermitte, während der Oberkörper weiter nach links dreht. Drehen Sie nur so weit, wie sie das rechte Hüftbein in der Außenspirale stabilisieren können. Der Körper lernt dabei die anatomisch vorgegebenen Drehrichtungen zu benützen. Wie herrlich, Ihre Wirbelsäule wird gleichzeitig mobil und stabil. Wiederholen Sie die Übung 10- bis 15-mal. Diese Seite bitte betonen.

3. Die andere Seite soll selbstverständlich auch verschraubt werden, jedoch nur in dem Ausmaß, wie es der natürlichen Rechts-links-Verschraubung entspricht. Nicht forciert vorgehen. Versuchen Sie, Ihren Körper intensiv wahrzunehmen und ein immer symmetrischeres Bewegungsgefühl zu entwickeln. Gelegentliche Selbstkontrolle im Spiegel hilft.

   Variation 1: Im Stand: weite Schrittstellung mit linkem Fuß nach vorne. Die Arme nehmen die gleiche Position ein wie oben. Nun das rechte Knie langsam in Richtung Boden absenken und mit spiraliger Verschraubung des Brustkorbs das Knie am Boden aufsetzten. Beim Rückweg drehen Sie den Brustkorb wieder in die Ausgangsposition zurück.

   Variation 2: Legen Sie die rechte Hand rechts vorne auf die oberen Rippen, mit dem Daumen in der Achselhöhle. Die linke Hand auf den linken Beckenkamm legen. Bei der Brustkorbdrehung nach links drehen beide Hände in einer Spiralbahn nach vorne oben. Wie bei einer Kletterpflanze. Die Bewegung wird von der vorderen schrägen Muskelkette angeführt.

Beachte!

Beckenaufrichtung beibehalten, so bleibt die Lendenwirbelsäule stabil und zentriert. Scheren Sie nicht zur Seite aus. Drehen Sie die Wirbelsäule in der Körperlängsachse – Becken, Brustkorb und Kopf bleiben senkrecht übereinander.

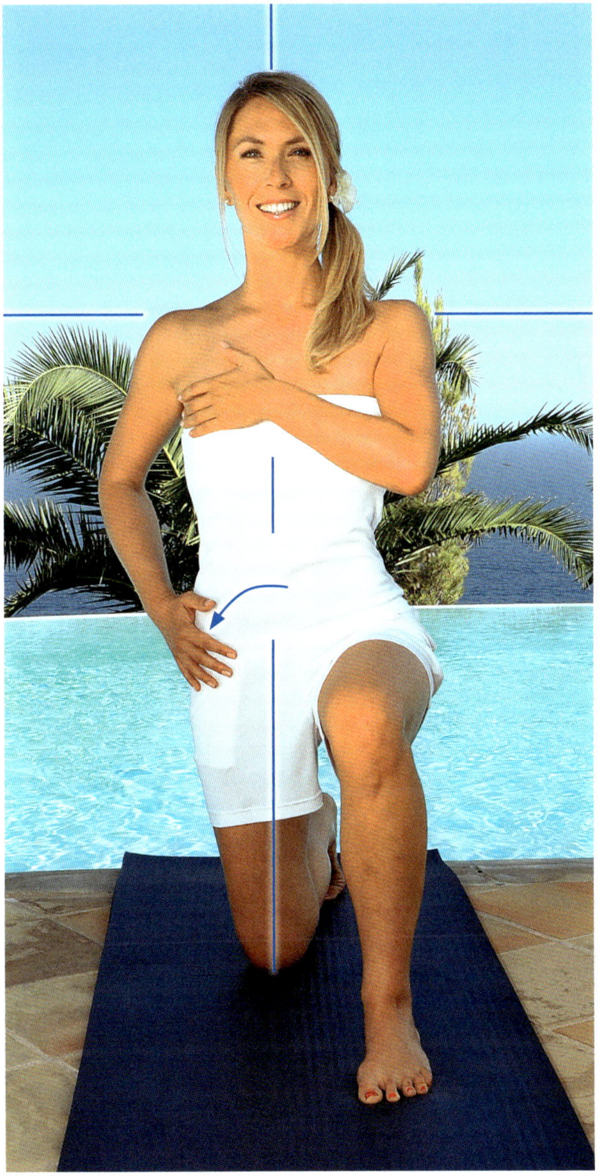

1. Stellen Sie das linke Bein auf, das Becken bleibt dabei aufgerichtet, die rechte Beckenseite parkt in der Außenspirale.

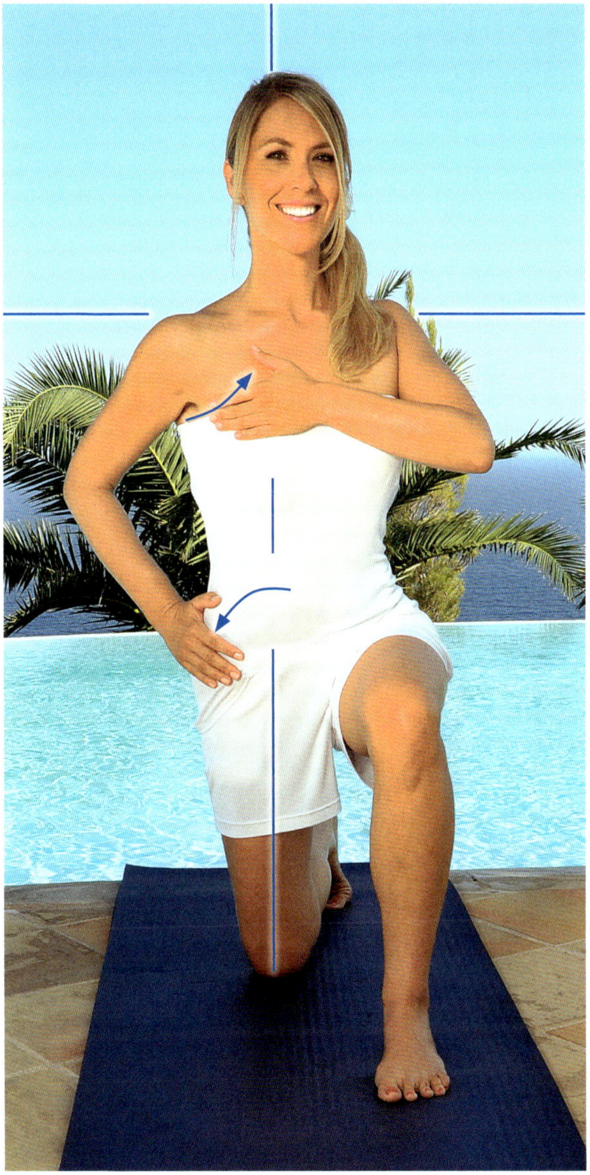

2. Die rechten oberen Rippen drehen nach vorne-oben, der Oberkörper dreht nach links. Die rechte Hüfte bleibt in der Außenspirale.

Gehen: das Theraband hilft

Ziel
Wahrnehmung und Steuerung von Hüfte, Knie und Fuß für eine stabile Beinachse.

Bewegen im Alltag
Beim Spazierengehen, Joggen oder wann immer Sie einen Schritt vor den anderen setzen, können Sie Ihre Aufmerksamkeit auf eine profimäßige Außenspirale lenken. Ein aufgerichtetes Becken, eine koordinierte Beinachse mit Gegendrehung von Oberschenkel und Unterschenkel sowie ein perfekt verschraubter Fuß geben der Wirbelsäule während dynamischer Bewegungen eine stabile Basis.

Ausführung

1. Schlingen Sie das Theraband um Ihre Großzehe. Ziehen Sie es dann diagonal straff über Ihren Fußrücken zur Fersenaußenseite. Um die Ferse herum und weiter eng anliegend spiralig über den Unter- und Oberschenkel wickeln, sodass es zweimal über die Beinvorderseite verläuft. Zum Schluss das Theraband mehrmals um den unteren Teil des Beckens herumwinden und befestigen. Das Band simuliert so den spiraligen Verlauf der Muskelkette am Bein. Das fördert die Körperwahrnehmung.

2. Becken und Kopf aufrichten. Verlagern Sie Ihr Gewicht auf das rechte Bein. Der Beckenboden gibt den Impuls für die Bewegung. Stemmen Sie das rechte Bein in den Boden, dabei senkt sich die rechte Beckenhälfte ab und die rechte Taille verlängert sich. Das Becken dreht gleichzeitig nach hinten. Die Kniescheibe zeigt nach vorne, die Ferse auf der äußeren Hälfte belasten. Nach vorne hin den Vorfuß so belasten, dass der Großzehenballen fest am Boden verankert ist. Laufen Sie ein paar Schritte und spüren Sie: Der Oberschenkel dreht nach außen, der Unterschenkel nach innen, das Fersenbein dreht wieder nach außen und der Vorfuß nach innen. So sieht die koordinierte, stabil verankerte Beinachse in der Standbeinphase aus.

3. Nehmen Sie die Standfestigkeit des Standbeins wahr und genießen Sie die Leichtigkeit des Spielbeins. Das Theraband hilft Ihnen dabei. Ein aufgerichtetes Becken und eine koordinierte Beinachse liefern Ihnen die optimale Voraussetzung dafür, den Oberkörper mit Leichtigkeit in die Gegenrichtung zu drehen. Ein kleiner Geheimtipp: Gerade Beinachsen und koordinierte Drehrichtungen von Ober- und Unterschenkel sind das Geheimnis schöner Beine.

4. Wiederholen Sie die Übung 10- bis 15-mal. Üben Sie das Gleiche auch mit dem anderen Bein, betonen Sie dabei die Drehrichtungen von Bein und Fuß und die Aufrichtung des Beckens, nicht aber das Absenken und die Außendrehung des Hüftbeins.

Beachte!

Die Kraft, den Oberschenkel nach außen zu drehen, kommt aus dem Hüftbereich. Hier setzen die kräftigen Außendrehermuskeln an (siehe Seite 22). Mit den Händen auf den Beckenkämmen spüren Sie die dreidimensionale Bewegung der Hüftbeine. Mit stabilem Standbein zentriert sich Ihr Brustkorb wie von alleine über dem Standbein.

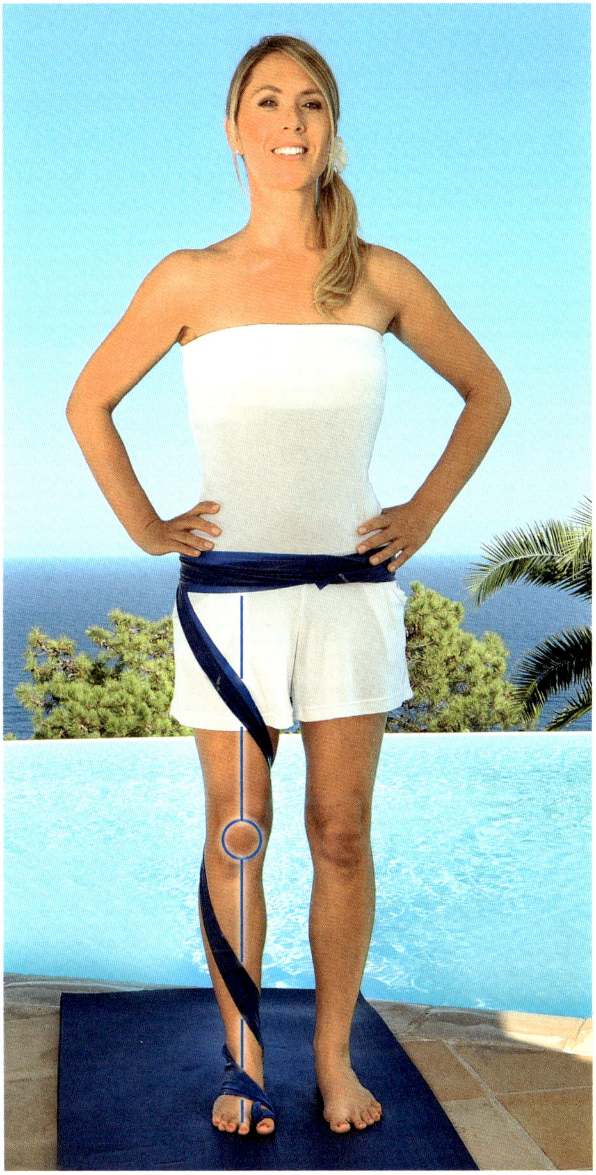

1. Wickeln Sie das Theraband spiralförmig um Ihr Bein und schlingen Sie es mehrmals tief um Ihr Becken.

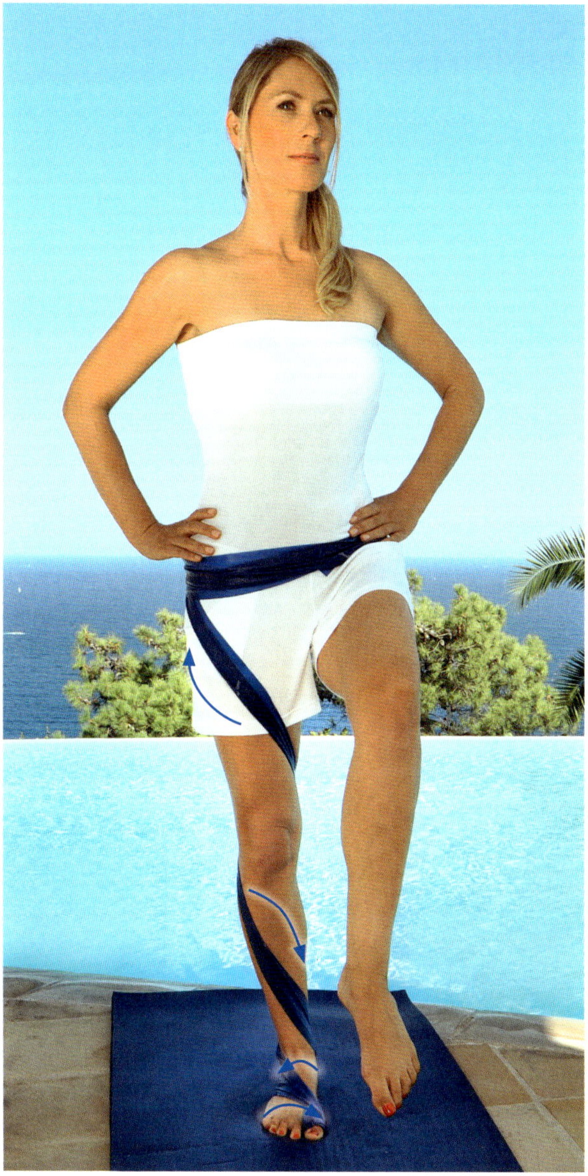

2. Standbeinphase des rechten Beins: Der Oberschenkel dreht nach außen und der Großzehenballen nach innen.

Übungsprogramme

In der Spiraldynamik sind die Drehrichtungen, die durch Muskel- und Knochenbau vorgegeben sind, der Schlüssel zur Veränderung. Wir haben einige Programme für Sie zusammengestellt, die speziell auf die einzelnen Skoliosearten abgestimmt sind.

Programme bei Thorakalskoliose

Die häufigste Form ist die rechtskonvexe Thorakalskoliose. Der Hauptbogen ist in der Brustwirbelsäule und zeigt nach rechts. Alle vorgestellten Übungen in den vorangegangenen Kapiteln sind auf diesen Skoliosetyp bezogen und die bevorzugte Übungsrichtung ist ausführlich beschrieben. Zeigt Ihr Hauptbogen in der Brustwirbelsäule nach links, bauen Sie alle Übungen spiegelbildlich auf.

Für Genießer am Morgen

So stimmen Sie Ihren Körper optimal auf die Anforderungen des Alltags ein.

Genüssliches Morgenprogramm: Morgens mit guter Laune aufstehen und den Tag mit einer Runde Spiraldynamik beginnen, beschwingt für den ganzen Tag.

- Rückenwelle (Seite 54)
- Rippenöffner (Seite 64)
- Beckenspirale (Seite 58)
- Wendeltreppe (Seite 68)
- Kopfachter (Seite 74)

Aktives Morgenprogramm: Für Fortgeschrittene, die mit viel Kraft und Elan aufstehen, ist das nachfolgende Programm eine willkommene Herausforderung.

- Beckenspirale (Seite 58)
- Abstützen (Seite 78)
- Schulterstütz (Seite 80)
- Drehen (Seite 82)
- Gehen (Seite 84)

Early-Bird-Kurzprogramm: Dieses Programm ist in sieben Minuten geschafft und hinterlässt ein gutes Gefühl für den Tag. „Stimmen" Sie Ihr Instrument Körper, anstatt den ganzen Tag in einem „unstimmigen" Körper zu verbringen.

- Beckenachter (Seite 56)
- Rippenöffner (Seite 64)
- Schultergelenksachter (Seite 70)

Entspannung am Abend

Um den Spannungszustand der Muskulatur ins Gleichgewicht zu bringen, konzentrieren Sie sich auf diese Übungen.

- Rückenwelle (Seite 54)
- Beckenachter (Seite 56)
- Leistenöffner (Seite 60)
- Rippenöffner (Seite 64)
- Rippendreher (Seite 66)

Für Eilige, in der Mittagspause oder für zwischendurch

In fünf Minuten können Sie sich Erleichterung verschaffen oder Ihre Mittagspause produktiv nutzen.

- Beckenachter im Sitzen (Seite 56)
- Rippendreher nur mit Theraband (Seite 66)
- Wendeltreppe ohne Theraband (Seite 68)

Bei Schmerzen im Brustwirbelsäulenbogen

Überbeanspruchung im Alltag, sei es durch harte körperliche Arbeit oder durch unbewusst einseitige Beanspruchung des Bewegungssystems, hinterlassen Schmerzen im Hauptbogen. Der Schmerz kommt dann, wenn es an Drehfreudigkeit mangelt. Finden Sie heraus, welche Übungen Ihnen besonders guttun, und wiederholen Sie diese. Ein aufmerksamer Umgang mit Ihrem Rücken im Alltag lässt Ihnen die Schmerzursache bewusst werden. Dies ist ursächliche Schmerzbewältigung.

- Beckenachter (Seite 56)
- Rippenöffner (Seite 64)
- Rippendreher (Seite 66)
- Wendeltreppe (Seite 68)

Bei Problemen im Schulter-Nacken-Bereich

Bei Problemen im Schulter-Nacken-Bereich ist es wichtig, die Rippen, das Schulterblatt und den Kopf mit einzubeziehen.

- Rippenöffner (Seite 64)

- Wendeltreppe (Seite 68)
- Schultergelenksachter (Seite 70)
- Schulterkraft (Seite 72)
- Kopfachter (Seite 74)

Bei Problemen im Lenden-Becken-Bereich

Thorakalskoliosen verursachen manchmal auch Beschwerden im Lenden-Becken-Bereich. Sorgen Sie vor.

- Beckenachter (Seite 56)
- Beckenspirale (Seite 58)
- Leistenöffner (Seite 60)
- Beckentreppe (Seite 62)
- Gehen (Seite 84)

Programme bei Lumbal- und Thorakolumbalskoliose

Die häufigste Form der Lumbalskoliose ist linkskonvex. Hier befindet sich der Hauptbogen in der Lendenwirbelsäule und zeigt nach links. Auch die Thorakolumbalskoliose weist häufig nach links. Hier reicht der Hauptbogen von der Lendenwirbelsäule bis in die Brustwirbelsäule hinauf. Für beide Skoliosearten gelten die gleichen Angaben. Bei der Standbeinphase rechts denken Sie hier noch zusätzlich an die Innenspiralbewegung des Hüftbeins auf der Spielbeinseite links. Zur Erinnerung: Das Hüftbein dreht nach vorne und hebt sich nach oben an. Die bevorzugte Übungsrichtung ist in den Übungen angegeben. Zeigt Ihr Hauptbogen in der Lendenwirbelsäule nach rechts, müssen Sie alle Übungen spiegelbildlich umwandeln.

Für Genießer am Morgen

Wer will, kann die folgenden Programme nutzen, um den Körper gleich morgens auf die Anforderungen des Alltags einzustimmen.

Genüssliches Morgenprogramm: Mit Spiraldynamik in den Tag zu starten, weckt die Lebensgeister. Vorsicht: Gute-Laune-verdächtig!

- Beckenachter (Seite 56)
- Beckenspirale (Seite 58)
- Rippenöffner (Seite 64)
- Gehen (Seite 84)
- Kopfachter (Seite 74)

Aktives Morgenprogramm: Fortgeschrittene können mit den folgenden Übungen gleich morgens ihre Kräfte messen.

- Beckenspirale (Seite 58)
- Beckentreppe (Seite 62)
- Drehen (Seite 82)
- Gehen (Seite 84)
- Schulterstütz (Seite 80)

Early-Bird-Kurzprogramm: Mit diesen sieben Minuten können Sie selbst dann den Tag spiraldynamisch beginnen, wenn Sie mal verschlafen haben.

- Beckenachter (Seite 56)
- Beckenspirale: auf der rechten Seite liegend, mit Innenspirale des linken Hüftbeins (Seite 58)
- Beckentreppe (Seite 62)

Entspannung am Abend

Dieses Programm entlässt Sie in einen entspannten Abend und eine erholsame Nacht.

- Beckenachter (Seite 56)
- Kopfachter (Seite 74)
- Beckenspirale (Seite 58)
- Rippenöffner (Seite 64)
- Beckentreppe (Seite 62)

Für Eilige, in der Mittagspause oder für zwischendurch

Ein paar Minuten reichen für diese Übungen. So gestalten Sie die Mittagspause aktiv oder gönnen sich zwischendurch eine produktive Pause.

- Beckenachter im Sitzen (Seite 56)
- Rippendreher (Seite 66)
- Kopfachter im Sitzen (Seite 74)

Bei Schmerzen im Lendenwirbelsäulenbogen

Wenn der Hauptbogen schmerzt, kann das daran liegen, dass Sie Ihr Bewegungssystem einseitig beansprucht haben. Folgende Übungen verschaffen Abhilfe:

- Beckenspirale (Seite 58)
- Beckentreppe (Seite 62)
- Rippendreher (Seite 66)
- Gehen (Seite 84)

Bei Problemen im Schulter-Nacken-Bereich

Der Schulter-Nacken-Bereich lockert sich, wenn Rippen, Schulterblatt und Kopf Teamarbeit leisten.

- Kopfachter (Seite 74)
- Wendeltreppe (Seite 68)
- Rippendreher (Seite 66)
- Abstützen (Seite 78)

Bei Problemen im Brustwirbelbereich

Auch Lumbalskoliosen machen sich manchmal im Brustwirbelbereich bemerkbar. Dann helfen folgende Übungen:

- Rippendreher (Seite 66)
- Rippenöffner (Seite 64)
- Wendeltreppe (Seite 68)
- Abstützen (Seite 78)

Programme bei Kyphoskoliose

Die häufigste Form der Kyphoskoliose, der Skoliose mit gleichzeitigem Rundrücken, ist rechtskonvex. Der Hauptbogen ist in der Brustwirbelsäule und zeigt nach rechts. Alle vorgestellten Übungen sind auf einen Seitbogen nach rechts bezogen, die bevorzugte Übungsrichtung ist ausführlich beschrieben. Zeigt Ihr Hauptbogen in der Brustwirbelsäule nach links, führen Sie alle Übungen spiegelbildlich durch.
Besonders wichtig bei einem Rundrücken ist es, die Brustwirbelsäule aufzurichten und lang zu strecken. Legen Sie hierauf Ihr Hauptaugenmerk und drehen Sie bewusst in der Brustwirbelsäule. Gleichzeitig die Wirbelsäule zu strecken und zu drehen, bringt Sie ins Lot und macht sie stabil. Ein mühseliges Aufrichten entfällt.

Für Genießer als Morgen

Sie möchten koordiniert in den Tag starten? Dann sind die folgenden Programme das Richtige für Sie.

Genüssliches Morgenprogramm: So beginnen Sie Ihren Tag aktiv und beschwingt.

- Beckenachter (Seite 56)
- Rückenwelle (Seite 54)
- Rippendreher (Seite 66)
- Kopfachter (Seite 74)
- Leistenöffner (Seite 60)

Early-Bird-Kurzprogramm: In nur sieben Minuten zu einem guten Gefühl für den Tag.

- Rippendreher (Seite 66)
- Rippenöffner (Seite 64)
- Kopfachter (Seite 74)

Entspannung am Abend

Die folgenden Übungen wirken nach einem langen, aktiven Tag herrlich entspannend.

- Rückenwelle (Seite 54)
- Leistenöffner (Seite 60)
- Rippenöffner (Seite 64)
- Kopfachter (Seite 74)
- Abstützen (Seite 78)

Für Eilige, in der Mittagspause oder für zwischendurch

Fünf Minuten Zeit haben Sie selbst dann, wenn Sie keine Zeit haben.

- Rippenöffner (Seite 64)
- Rippendreher (Seite 66)
- Kopfachter (Seite 74)

Bei Schmerzen in der Brustwirbelsäule

Nach einem Tag, an dem Sie viel körperlich gearbeitet oder sich vielleicht nicht ganz so aufmerksam bewegt haben, kann der Rücken schon einmal schmerzen. Es helfen folgende Übungen:

- Rückenwelle (Seite 54)
- Kopfachter (Seite 74)
- Rippenöffner (Seite 64)
- Drehen (Seite 82)

Bei Problemen im Schulter-Nacken-Bereich

Koordinieren Sie Rippen, Schulterblatt und Kopf, das wirkt Verspannungen in den Schultern und im Nacken entgegen.

- Rückenwelle (Seite 54)
- Kopfachter (Seite 74)
- Wendeltreppe (Seite 68)
- Schulterkraft (Seite 72)

Bei Problemen im Lenden-Becken-Bereich:

Bei Kyphoskoliosen besteht ein Rundrücken, der Beschwerden im Lenden-Becken-Bereich hervorrufen kann. Wirken Sie dem entgegen:

- Beckenachter (Seite 56)
- Beckenspirale (Seite 58)
- Leistenöffner (Seite 60)
- Gehen (Seite 84)

Programme bei flachem Rücken

Die meisten Skoliosen gehen mit einem flachen oberen Rücken im Bereich der Brustwirbelsäule einher. Schenken Sie ihm Ihre besondere Aufmerksamkeit. Besonders wichtig ist es, in den Übungen das Brustbein und Schambein anzunähern, bis der obere Flachrücken ausgeglichen ist.

Für Genießer am Morgen

Schenken Sie Ihrem Rücken gleich morgens Ihre Aufmerksamkeit, das stimmt den Körper für den Rest des Tages auf anatomisch koordinierte Bewegungen ein.

Genüssliches Morgenprogramm: So wecken Sie Ihren Rücken spiraldynamisch auf.

- Rückenwelle (Seite 54)
- Rippendreher (Seite 66)
- Rippenöffner (Seite 64)
- Wendeltreppe (Seite 68)
- Schulterkraft (Seite 72)

Early-Bird-Kurzprogramm

Bevor Sie in den Tag starten, gönnen Sie sich diese in sieben Minuten. Das hinterlässt ein gutes Gefühl für den ganzen Tag.

- Rückenwelle (Seite 54)
- Rippenöffner (Seite 64)
- Wendeltreppe (Seite 68)

Entspannung am Abend

Mit diesen Übungen bringen Sie die Muskelspannung wieder ins richtige Gleichgewicht – für einen entspannten Abend und eine erholsame Nacht.

- Rückenwelle (Seite 54)
- Beckenachter (Seite 56)
- Rippenöffner (Seite 64)
- Wendeltreppe (Seite 68)

Für Eilige, in der Mittagspause oder für zwischendurch

Wann immer Sie fünf Minuten Zeit haben, bringen Sie diese Übungen wieder ins Lot. Auch als aktive Erinnerungsstütze: Der Alltag ist die beste Gelegenheit, um zu üben.

- Rippendreher (Seite 66)
- Kopfachter (Seite 74)
- Wendeltreppe (Seite 68)

Bei Schmerzen in der Brustwirbelsäule

Fehlen in den Alltagsbewegungen die Drehung in der Brustwirbelsäule, führt das zu Überanstrengung und hinterlässt Schmerzen im Hauptbogen. Das verschafft Abhilfe:

- Rückenwelle (Seite 54)
- Rippenöffner (Seite 64)
- Rippendreher (Seite 66)
- Wendeltreppe (Seite 68)

Bei Problemen im Schulter-Nacken-Bereich

Wenn Schultern und Nacken schmerzen, dann erinnern Sie sich: Das Zusammenspiel von Rippen, Schulterblatt und Kopf ist wichtig.

- Kopfachter (Seite 74)
- Wendeltreppe (Seite 68)
- Schultergelenksachter (Seite 70)
- Abstützen (Seite 78)

Bei Problemen im Lenden-Becken-Bereich

Flache Rücken verursachen manchmal auch Beschwerden im Lenden-Becken-Bereich. Dafür ist vorgesorgt:

- Rückenwelle (Seite 54)
- Beckenachter (Seite 56)
- Beckenspirale (Seite 58)
- Beckentreppe (Seite 62)

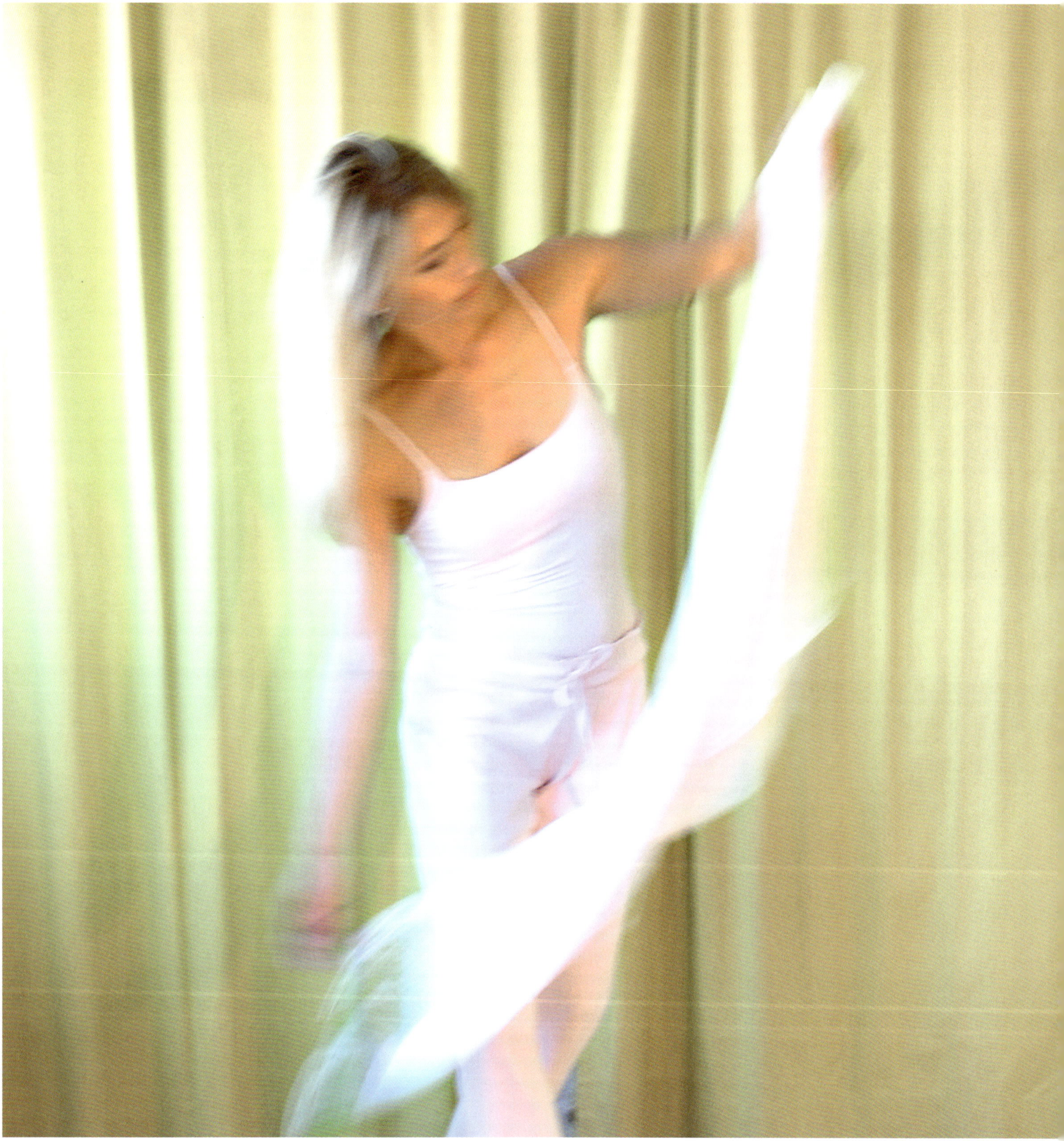

Leben in Bewegung

Der Körper möchte sich in jeder Lebensphase koordiniert bewegen, weil er das Potenzial dazu hat. Nutzen Sie es, der Alltag bietet dazu unzählige Möglichkeiten. Ob beim Fernsehen oder Spazierengehen, beim Einkaufen oder beim Sport – überall lassen sich die natürliche Aufrichtung und anmutige Bewegungen um das Körperlot zur Vollendung bringen.

Lebensgefühl – Skoliose als Chance

Die unbeschwerte Lebensfreude und die Möglichkeit, sich immer wieder neu zu entfalten, macht das Menschsein zum Vergnügen. So wird Skoliose zur Chance: Indem Sie mit Ihrem Körper in Kontakt treten und koordinierte Bewegungsformen verinnerlichen, können Sie sich frei bewegen und gutfühlen. Das ist Wellbeing pur – für Körper und Seele!

Unter der Vielfalt der Lebensgeschichten, die ich als Therapeutin höre, finden sich immer wieder Parallelen. Wie die Diagnose „Skoliose" das Lebensgefühl beeinflusst, verdeutlicht folgendes Beispiel.

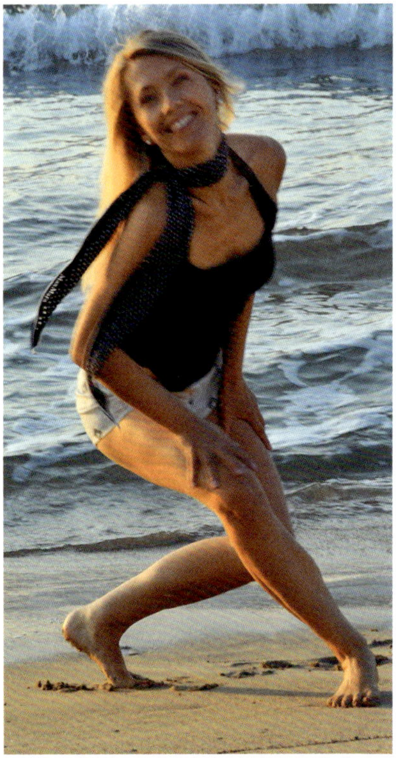

Nina F.

»„Warum ist das passiert?"

Nina ist zwölf, sie fühlt sich gut und bewegt sich gern. Gerade fängt sie an, Wert auf ihr Äußeres zu legen, da wird sie mit der Diagnose Skoliose überrascht. Was ist das eigentlich, fragt sie sich? Die Experten warnen vor einer Verschlechterung und erzählen von verschiedenen Behandlungsmöglichkeiten. Erst nur Physiotherapie oder vielleicht gleich zusätzlich ein Korsett? Wenn das nichts hilft, droht die Möglichkeit einer Operation.

Nina ist verwirrt, denn ihr Rücken schmerzt nicht, und die Formveränderung erkennt sie nicht. Die steckt ja im Rücken, und dort sieht sie nicht hin. Warum also die ganze Aufregung? Die Mutter ist besorgt und schaut unsicher und traurig drein. Diese Ängste übertragen sich auf das Mädchen. Es sind Ängste, die sie nicht einordnen kann. Erschwerend kommt die Raubeinigkeit des medizinischen Vokabulars hinzu. Die Ärzte sprechen von Rippenbuckel, Lendenwulst und Deformierung. Nina fragt sich, wodurch die Skoliose entstanden ist, sie hat ja nie etwas bemerkt.

Nina versteht noch nicht, dass es sich um eine Wachstumsstörung der Wirbelsäule handelt, nicht um den Weltuntergang.

Mit viel Eifer wird „drauflostherapiert". Von allen Seiten bekommt das Mädchen einen Krankheitsstempel aufgedrückt. Sie bekommt ein Korsett, und jetzt können auch wirklich alle sehen, dass mit ihr etwas „nicht stimmt". Sie trägt das Korsett und die Umwelt nimmt Notiz von ihrem „Rückenproblem". Weil das Korsett drückt, denkt Nina, nun tut mein Rücken wirklich weh. Sie kann sich nicht mehr so bewegen wie vorher und fühlt sich eingeschränkt. Das Korsett „behindert" sie an ihren körperlichen Aktivitäten. Der Krankheitsstempel lastet auf ihr und das fest betonierte Image von „Verkrümmung, Deformierung, sich immer und immer wieder korrigieren müssen" trägt zu Selbstzweifel bei.

◂ Bewegung verschafft ein positives Körpergefühl.

Das Verhältnis zum Körper

Was ist aus dem fröhlichen, bewegungsfreudigen kleinen Mädchen geworden? In der wichtigen Entwicklungsphase der Pubertät, der Zeit der körperlichen Selbstfindung, tritt unangekündigt und unerwartet dieser Zwischenfall ein. Ein Zwischenfall, dessen Auswirkungen Nina – so wird ihr von Anfang an gesagt – von nun begleiten werden. Die Diagnose hält sie davon ab, ihre weibliche Seite zu entdecken und ein gesundes Körperbewusstsein zu entwickeln.

Ich habe in meiner Praxis schon Mädchen erlebt, die beginnen, ihren Rücken zu hassen, und sogar auf ihn einschlagen. Das sind erschreckende Bilder, die mich sehr betroffen machen. Zum Glück sind das Ausnahmefälle. Andererseits gibt es Mädchen, die die Diagnose nicht erschreckt, insbesondere wenn kein Korsett notwendig ist. Sie können die Vorstellung, „einmal in der Woche zur Physiotherapie zu gehen“, gut verkraften. Mit den Heimübungen, die täglich gemacht werden sollten, wird es schon schwieriger.

Eine Korsettversorgung ist manchmal notwendig. Ein Korsett ist für manche Mädchen ein grober Einschnitt in die entstehende Weiblichkeit, und die Auswirkungen tragen sie manchmal Jahre oder gar Jahrzehnte, in seltenen Fällen sogar ein Leben lang, mit sich herum. Sie leben ihr Potenzial nicht aus und ziehen sich in sich zurück. In meiner Praxis höre ich immer wieder von der Angst, einen Bikini anzuziehen. Sie haben Angst, dass andere ihre Skoliose sehen können. Sie empfinden die Skoliose als sichtbarer, als sie wirklich ist.

Ich selbst habe einen Skoliosewinkel von über 50 Grad, und keiner meiner Freunde hat das bislang wahrgenommen. Lediglich auf Fortbildungsveranstaltungen für Physiotherapeuten klopfen mir manchmal Kollegen von hinten auf die Schulter und sagen: „Du hast ja wirklich eine große Skoliose.“ Dabei haben sie ein Lächeln auf ihren Lippen, und ich vermute, dass sie stolz auf ihre fachlichen Kenntnisse sind und darauf, die Skoliose erkannt zu haben. Das bedeutet: Meist erkennt nur Fachpersonal eine Skoliose. Der übrige Teil der Menschheit nahezu nie.

Seit ich die Prinzipien der Spiraldynamik praktiziere, haben sich meine Körperform und meine Bewegungen verändert. Jetzt spüre ich meine Skoliose nicht mehr, weder in Form von Schmerzen noch in Form von Bewegungseinschränkungen. Es haben mich seither auch keine Kollegen mehr auf meine Skoliose angesprochen. Sie sehen, Körper und Körpergefühl sind veränderbar. Experimentieren Sie mit der Veränderbarkeit Ihres Körpers, freuen sie sich an diesem Prozess und genießen Sie ihn.

Bewegung hilft

Für viele Menschen trägt Bewegung zu einem positiven Lebensgefühl bei. Bewegung ist ein Mittel, um den Körper wahrzunehmen und ihn als angenehm zu erleben. Zum einen, weil durch Bewegung der Körper nicht mehr schmerzt, und zum anderen, weil er dadurch in eine schöne Form gebracht wird. Bewegung macht in jeder Lebensphase Spaß und ist wichtig.

Das junge Mädchen, das ein Korsett tragen muss, entwöhnt sich nach und nach von großen ausladenden Bewegungen. In meiner Praxis erlebe ich immer wieder Mädchen, die in dieser Korsettphase Angst haben, sich zu bewegen oder sich falsch zu bewegen. Vor Spiraldynamik wusste ich selbst nur grob, welche Bewegungen günstig und welche ungünstig für meine Wirbelsäule sind. Mit Spiraldynamik haben sich die Unklarheiten gelegt, jetzt habe ich eine klare und praxisbezogene „Gebrauchsanweisung für den Körper“ bekommen.

wichtig

Wenn Sie einmal das Prinzip durchschaut und in Ihrem Körper integriert haben, können Sie es in allen Lebensbereichen anwenden.

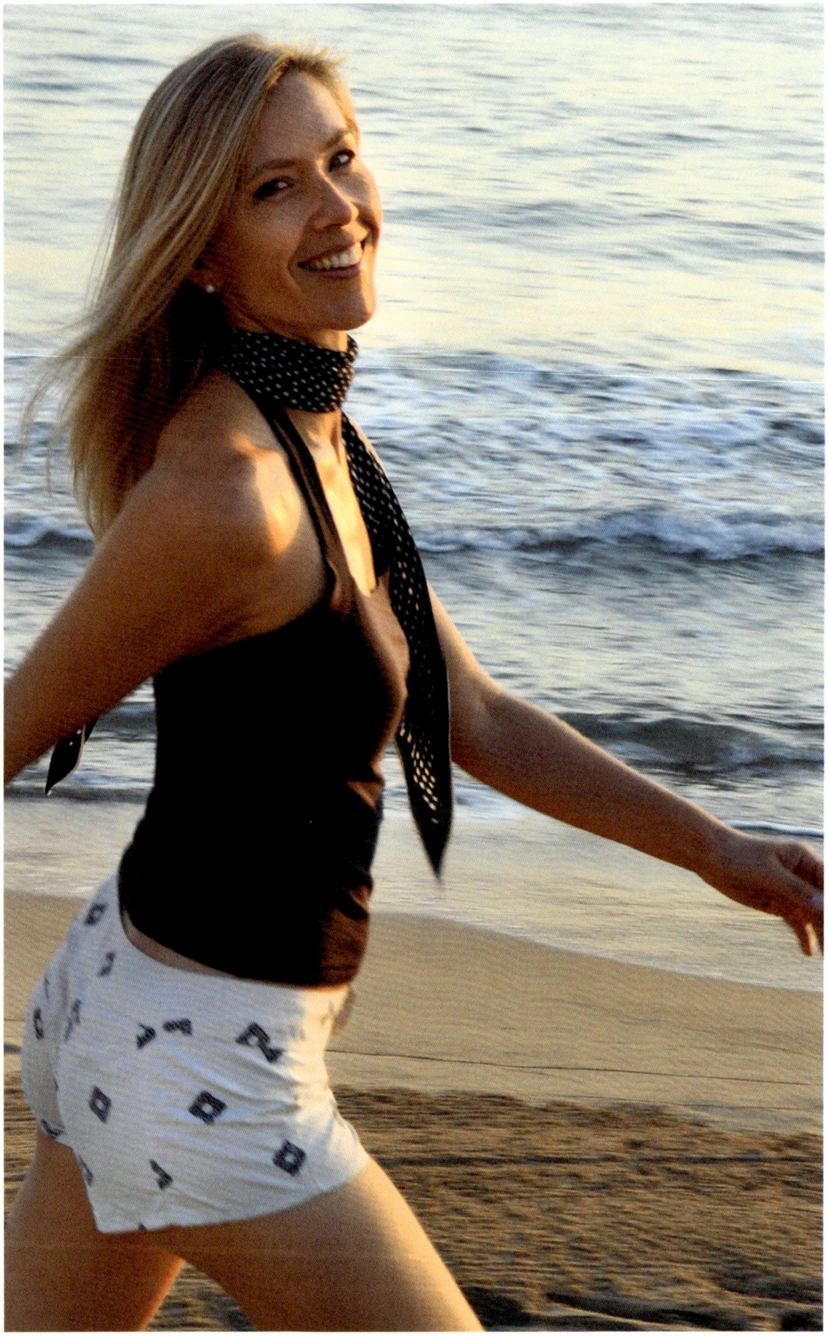

Das finde ich genial! So weiß das Mädchen, das ein Korsett trägt, in ihren korsettfreien Phasen, wenn Sie Sport macht, wie sie sich bewegen kann. Welche Drehrichtungen die Skolioseform verstärken und welche Sie verbessern. Sie integriert nach und nach die gelernten Bewegungsrichtung in all ihre Sportarten. Selbst der Spaziergang am Wochenende wird zum Anwendungsparcours der erlernten Bewegungs- und Drehrichtungen. Das freie Lebensgefühl ist inklusive.

Und was ist, wenn Sie als junge Frau die turbulente Phase der Pubertät überstanden haben und die wilde junge Erwachsenenzeit vor Ihnen liegt. Jetzt vergessen Sie vielleicht oftmals die Form Ihrer Wirbelsäule und die erlernten krankengymnastischen Übungen ebenfalls. Aber wenn Sie das Konzept der Spiraldynamik verinnerlicht haben, fällt es Ihnen leicht, das erlernte Prinzip zum Beispiel in Ihr Berufsleben zu integrieren.

Die Friseurin weiß, wie sie ihren Arm nach oben heben kann, um den Fön und die Haarbürste zu halten. Die Sekretärin organisiert ihren Arbeitsplatz ihrer Rückenform entsprechend, und die Sporttrainerin macht die Übungen für ihre Teilnehmerinnen auf ihrer bevorzugten Seite vor. Es entwickelt sich mehr und mehr eine Reife des Körperbewusstseins, die anatomisch koordinierte Bewegung als Ausdrucks-

◂ Spiraldynamik kann sowohl die Körperform als auch den Bewegungsfluss positiv verändern.

instrument einzusetzen. Lebendigkeit, Bewegungskraft und Lebensfreude wirken der Schwerkraft entgegen, der Mensch pendelt sich dadurch in seine „Körpermitte“ ein. Diese Körpermitte ist eine andere, als die der Menschen ohne Skoliose, aber ein dynamisches Gleichgewicht kann jeder Körper finden.

Die Freiheit, nach langer Korsettphase wieder eng anliegende Kleidung tragen zu können, ist beschwingend.

Bewegtes Leben

In der „mittleren Lebensphase“ hat sich ein sensibles Körperbewusstsein entwickelt. Lebenserfahrung, emotionale Reife und ein differenziertes Körperbewusstsein helfen uns, das gesamte Bewusstseins- und Lebensspektrum zu leben. Die jahrelange oder jahrzehntelange Arbeit am Körper stellt sich nun als Vorteil heraus. Sie erkennen frühzeitig Befindlichkeitsstörungen am Körper und können darauf reagieren. Sie haben gelernt, welches „Zipperlein“ welche Veränderung des Bewegungsverhaltens verlangt. Die erstaunliche Klugheit des Körpers unterstützt Sie dabei. Frauen entdecken häufig, dass ihnen das erworbene Körpergefühl hilft, ihre Weiblichkeit in dieser Lebensphase noch mehr zu leben.

WISSEN

Dynamisch im Alter

Ältere Menschen, die ihr Bewegungssystem nicht mit geeigneten Übungen fit gehalten haben, leiden oftmals an Schmerzen. Körperregionen, die ihre dreidimensionale Beweglichkeit durch die Skoliose eingebüßt haben, versteifen im Laufe des Älterwerdens zunehmend. Da der Körper im Sinne einer Ganzkörperkoordination funktioniert, hinterlässt der stete Nicht- oder Fehlgebrauch Verspannungen in den Muskeln und Abnützungserscheinungen in den Gelenken.

Ein gewisser Grad der Abnützung, Arthrose genannt, ist im Alter normal. Durch anatomisch richtige Bewegung können Sie den Verschleiß verringern oder gar vermeiden. Ein schmerzfreier und elastischer Körper ist eine große Bereicherung in dieser Lebensphase. Sportliche Aktivitäten wie Ausdauersportarten steigern die Funktionsfähigkeit des Herz-Kreislauf-Systems und sorgen für eine stabile Knochendichte.

wichtig

Die Entwicklung eines Körperbewusstseins und eines ausbalancierten Körpers hat Auswirkungen auf die Wachheit des Geistes und die Präsenz im Hier und Jetzt.

Als Seniorin oder Senior schließlich können Sie auf ein Leben voller Bewegung zurückblicken. Haben Sie das „Einmaleins“ der Bewegungskoordination in Alltag, Sport und die täglichen Übungen integriert, hält dies Ihren Körper dauerhaft und gut in Form. So beugen Sie Bewegungseinschränkungen, die durch Nichtbenützen entstehen, ideal vor.

Ein lebendiges Körpergefühl hat etwas mit Bewegung zu tun. Der Erhalt des vollen Bewegungsrepertoires hilft Körper und Geist. Denken Sie daran, der Musiker stimmt sein Instrument jeden Tag, bevor er es spielen will. So ist das auch mit Ihrem Körper. Stimmen Sie Ihren Körper mit den Basisübungen für den Tag ein, und Ihr Bewegungssystem läuft den ganzen Tag harmonisch ab. Abends ist es von Vorteil, ebenfalls den Körper „zu stimmen“, da Sie so Ihre Gelenke wieder zentrieren. Die Spannung der Muskeln gelangt mit den Übungen wieder ins Gleichgewicht. Am nächsten Morgen stehen Sie dadurch viel leichter auf. Sie starten den Tag beschwingt, stimmen den Körper nun wieder und so weiter und so fort. Wie die Gezeiten, die Welle kommt und die Welle geht.

Der Alltag – Sprungbrett für Ihr Körperbewusstsein

Das Gelernte im Alltag anwenden ist die wichtigste aller Übungen. Üben heißt somit, im Alltag an Bewegungskoordination zu denken und sie zu praktizieren. Die elf Basisübungen haben Sie Schritt für Schritt in das Geheimnis der spiraligen Verschraubung des Körpers geführt. Das folgende Kapitel begleitet Sie in der aktiven Umsetzung in den Alltag. Spiraldynamik ermöglicht es, ein erweitertes Bewusstsein für vertraute Bewegungsabläufe zu entwickeln.

Gut koordiniert

Der Alltag bietet Ihnen unzählige Möglichkeiten, die gelernten Prinzipien anzuwenden. Ich kann Ihnen versichern, das macht Spaß! Überlegen Sie, wie Sie die Außenspirale am Schulterblatt, die Rippenbewegungen nach vorne-oben-innen oder die Außenspiralbewegung des Beckens in den Alltag einbauen können. Egal wie Sie Ihren Alltag gestalten, die Qualität Ihrer Bewegungen und die Bewegungskoordination sind ausschlaggebend.

In der koordinierten Haltung und Bewegung ist das Becken aufgerichtet, die Hüften sind gestreckt, und die Wirbelsäule verläuft gestreckt-geschwungen nach oben. Das Becken, der Brustkorb und der Kopf stehen übereinander. Hier hat die Schwerkraft kaum eine Chance, das subtile Körpergleichgewicht zu stören. Die Gelenke sind zentriert und die Muskeln befinden sich im Spannungsausgleich. Der Körper befindet sich in seiner Mitte. Das spüren Sie selbst und andere Menschen können es sehen.

In der unkoordinierten Haltung und Bewegung ist das Becken nach vorne gekippt, der Brustkorb hängt nach hinten und der Kopf ist nach vorne geschoben. Das bietet der Schwerkraft viele Angriffsflächen. Die Muskeln leisten fortwährend erhebliche Haltearbeit gegen die Schwerkraft und verspannen sich chronisch. So entstehen einseitige Haltungsgewohnheiten, die sich häufig in der Bewegung noch verstärken. Diese einseitige Muskelanspannung hindert den Körper, in der Bewegung zur Mitte zu finden. Außerdem kostet sie unnötig Energie.

wichtig

Deshalb ist das Fazit: Richten Sie Becken, Kopf und Wirbelsäule im Alltag immer wieder am Körperlot aus.

Das individuelle Anforderungsprofil an den Rücken ist je nach Mensch und Tätigkeit unterschiedlich. Die Hausfrau mit vier Kindern und einem großen Garten oder die Sekretärin mit sitzender Tätigkeit, die Verkäuferin und der Kellner, die den ganzen Tag auf den Beinen sind – sie alle sind unterschiedlichen Belastungen ausgesetzt. Fehlbelastungen schwächen den Rücken, während anatomisch richtige Bewegungen ihn zu neuem Leben erwecken.

Vielen Menschen ist zu wenig bewusst, wie sehr sich Bewegungsgewohnheiten auf die Körperstruktur auswirken. Wird die Wirbelsäule konsequent ihrem Aufbau entsprechend gebraucht, wird sie belastbarer. Am Anfang ist es Konzentrationssache, neue Bewegungen zu benützen, dann geht es von alleine. Ein konsequenter und liebevoller Umgang mit sich selbst ist gefragt.

Wo immer Sie sind, es ist fast immer Zeit für Wahrnehmungsschulung. Eigenwahrnehmung ist der Schlüssel zur koordinierten Bewegung. Reihen Sie die daraus entstehenden kleinen Steinchen des Erfolgsmosaiks aneinander, und Sie werden sehen, es führt zum gewünschten Ergebnis.

Treppensteigen: Stufen zum Erfolg

Treppensteigen ist das „Best of" der Spiraldynamik für Skoliose. Treppensteigen ermöglicht konsequente Umsetzung der Bewegungskoordination von Kopf bis Fuß. Und so wird's gemacht: Verlängern Sie die Wirbelsäule, indem sie Kopf und Becken aufrichten. Stemmen Sie das rechte Standbein in den Boden, dabei senkt sich die rechte Beckenhälfte ab und die rechte Taille verlängert sich. So laufen Sie zu Ihrer vollen Länge auf. Die rechte Beckenhälfte dreht gleichzeitig nach hinten, dies ist die Außenspiralbewegung. Das Becken auf der Spielbeinseite links dreht in die Innenspiralbewegung nach vorne-oben-innen. Die Beinspirale ist dabei aktiv, das heißt, der Oberschenkel dreht nach außen, und das Großzehengrundgelenk verankert sich im Boden, das kennen Sie bereits von den Basisübungen.

Jetzt achten Sie auf den Oberkörper: Die linken Rippen bleiben hinten aufgefächert, der Oberkörper dreht nach links. Das rechte Schulterblatt parkt in der Außenspirale nach hinten-außen und nach unten. Am besten, Sie probieren es gleich aus, dann werden Sie sehen, dass es viel leichter ist, als es zunächst klingen mag. Und es lohnt sich: Die Hüftlinie, die dabei entsteht, ist attraktiv.

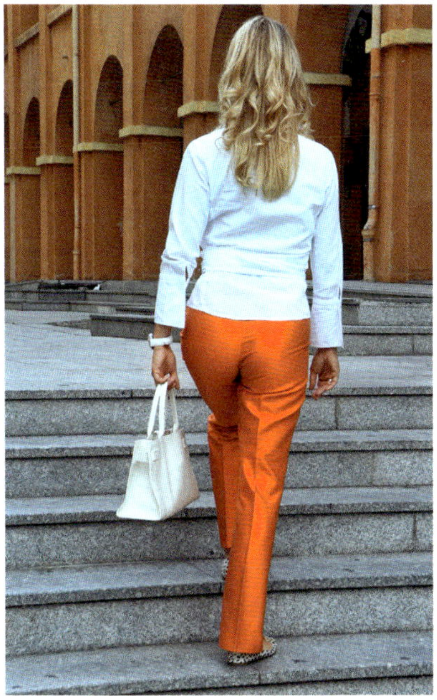

▲ Das „Best of" Spiraldynamik: Standbein rechts mit Schub nach unten, rechte Beckenhälfte dreht nach hinten-unten-außen, Oberkörper dreht nach links.

Sitzen: dynamisch und aufgerichtet

Dauersitzstress lässt Ihren Rücken leiden. Sie merken es an tiefsitzenden Rückenschmerzen oder punktuellen Schmerzen zwischen den Schulterblättern. Meist sind auch die Schultern und der Nacken verspannt. Ihre Muskeln verkrampfen in Tatenlosigkeit, Gelenke werden einseitig belastet. Ihrem Rücken fehlt das Lebenselixier „Bewegung".

Die Wirbelsäule ist für eine alternierende Rechts-links-Verschraubung gebaut. Früher waren wir Sammler und Jäger, immer auf Wanderschaft und in Bewegung. Jetzt plötzlich sollen wir uns an den Schreibtisch ketten und dabei noch fröhlich drein schauen. Leichter fällt das, wenn Sie Ihren Arbeitsplatz mit kleinen Bewegungshilfen ausstatten: ein aufblasbares Sitzkissen oder ein Pezziball, ein Stehpult oder ein schaukelnder Kniestuhl sorgen für bewegungsreiche Abwechslung. Die Lösung lautet: Bewegen! Das ist die Kunst des dynamischen Sitzens.

Die Organisation des Arbeitsplatzes ist von ausschlaggebender Bedeutung. Unzählige kleine Rotationsbewegungen führen Sie im Laufe eines Arbeitstages mit Ihrem Oberkörper aus. Organisieren Sie die Arbeitsfläche so, dass Sie Ihren Oberkörper bei einer thorakalen rechtskonvexen Skoliose häufig nach links drehen müssen. Ob Ablage, Drucker oder Faxgerät, jedes Mal haben Sie Gelegenheit, Ihre rechten Rippen nach links zu drehen. Aber Vorsicht: Drehen Sie Kopf und Schultergürtel nach links und lassen dabei die rechten Rippen hinten stehen, ist das kontraproduktiv. Koordinierte Bewegung ist gefragt: Bei jeder Oberkörperdrehung nach links verankern Sie Ihren rechten Sitzbeinhöcker am Stuhl, die linken Rippen fächern Sie auf und drehen sich nah am Körperlot. Vermeiden Sie, die Wirbelsäule gleichzeitig seitwärts zu bewegen, das destabilisiert und dezentriert. Eine schräge Arbeitsfläche hilft bei Halswirbelsäulenbeschwerden.

Zuhause können Sie auch mal am Boden sitzen und den Laptop auf dem Couchtisch platzieren. Mit einem Yogakissen richten Sie den Seitbogen in der Lendenwirbelsäule auf, und Ihre Wirbelsäule kann sich gestreckt-geschwungen und mühelos aufrichten.

Statisches Sitzen belastet Ihre Wirbelsäule, und Ihre Beine werden nicht mehr optimal durchblutet. Es entstehen Krampfadern und das ist noch ein weiterer triftiger Grund, Dynamik ins Sitzen zu bringen. Je genauer man das Bewegungssystem betrachtet, desto deutlicher wird: Der Mensch ist nicht zum Stillsitzen gebaut.

Noch ein Zusatz für den Abend: Herkömmliches Übereinanderschlagen der Beine gilt als „No, No" der Skoliosetherapie. Die Abbildung zeigt eine sozial- und „skolioseverträgliche" Alternative: Legen Sie Ihren linken Unterschenkel auf Ihr rechtes Knie und drehen Sie Ihren Oberkörper zum gebeugten Bein. Beide Sitzbeinhöcker bleiben gleichmäßig auf der Sitzfläche verankert, und Ihre Oberkörperdrehung ist perfekt. Die Sitzkultur ist gerettet.

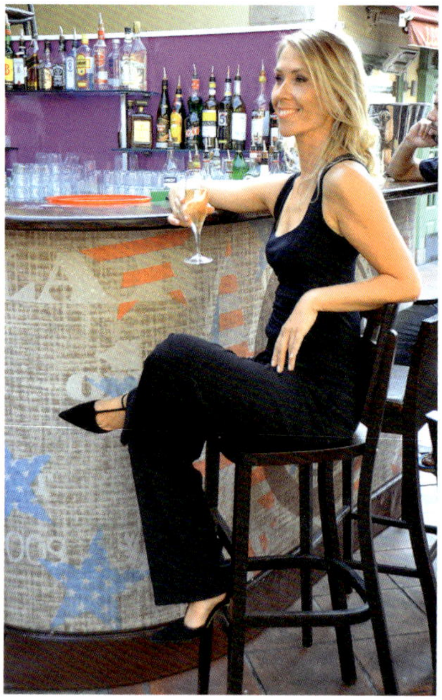

▲ Aufgerichtet: Der linke Unterschenkel liegt auf dem rechten Knie, der rechte Sitzbeinhöcker ist verankert. Der Oberkörper dreht zum gebeugten Bein.

Schweres Gepäck: die Last überlisten

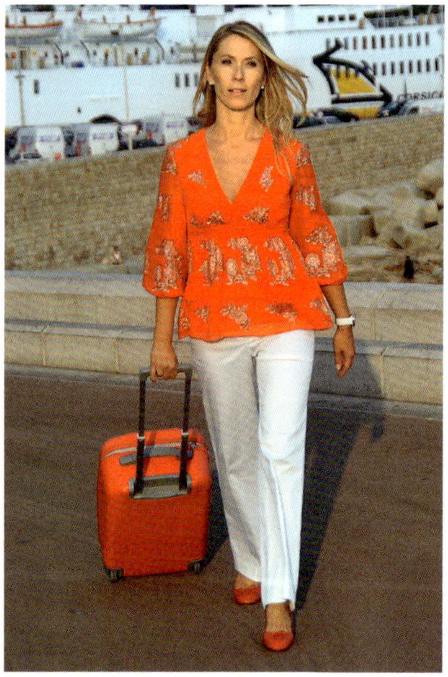

◀ Keine Last mit der Last: Schulterblatt nach hinten-außen und unten drehen, der Oberarm dreht situativ nach innen oder nach außen.

Selbst wenn Sie täglich tapfer Ihre Rückenmuskelübungen absolvieren, ändern sich Ihr Bewegungsverhalten und die körperlichen Strukturen nur, wenn Sie das Gelernte in den Alltag integrieren. Das Umsetzen in den Alltag ist der Schlüssel für Veränderung. Dies bedarf anfangs großer Achtsamkeit. Ist die Wahrnehmung einmal geschult, geht es fortan leichter. Um das Erlernte umzusetzen, brauchen Sie sich nicht extra frei zu nehmen: Das geschieht in so alltäglichen Situationen wie Treppensteigen oder Gehen, wenn Sie ein Kleid aus dem Kleiderschrank holen, das Glas zum Mund führen, Einkaufstaschen tragen ... Integrieren Sie die koordinierten Bewegungsabläufe in Ihr Bewegungsrepertoire, so können sich Bewegungsmuster und die körperliche Strukturen langfristig verändern.

Ob Sie einen Koffer ziehen, eine Einkaufstasche tragen oder einen Schrank durch die Wohnung schieben, es gelten die Regeln der Armverschraubung im Stütz (Seite 72). So wird Ihr gestreckter Arm stabil und Sie haben eine gute Kraftübertragung auf den

Rumpf. Das Schulterblatt dreht in die Außenspirale nach hinten außen und gleitet etwas nach unten, die vorderen Rippen drehen Sie nach vorne-oben, der Oberarm dreht nach außen und der Unterarm nach innen. Schwere Lasten tragen Sie am besten auf der rechten Seite, auf der linken Seite zieht Sie das Gewicht aus der Körpermitte. So bringen Sie selbst schwere Dinge mühelos nach Hause. Für eine linkskonvexe Skoliose gilt das Gegenteil!

Leichtes Gepäck: gut geschultert

In der Praxis werde ich immer wieder von meinen Patientinnen gefragt, wie und auf welcher Seite Sie Ihre Tasche tragen sollen. Dies finde ich wichtig in der Umsetzung, da das Gewicht der Tasche die Zentrierung um das Körperlot fördern bzw. behindern kann. Die nachfolgende Variationen sind für die rechtskonvexe Skoliose beschrieben. Bei linkskonvexer Wirbelsäule gelten die gleichen Angaben wie immer spiegelverkehrt.

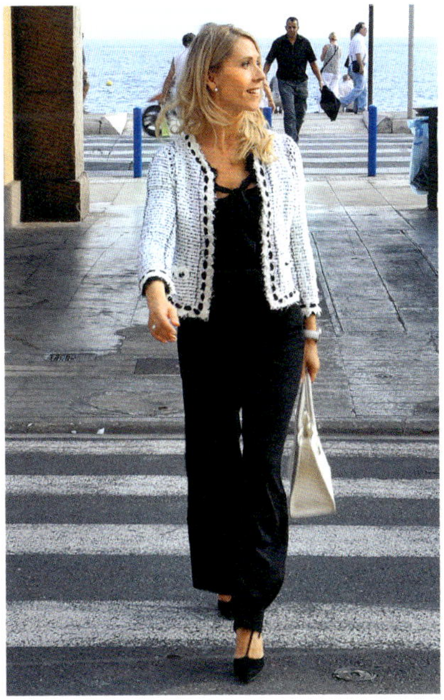

Die Handtasche mit kurzem Henkel nehmen Sie in die linke Hand. So kann Ihr rechter Arm die Schultergelenksacht beim Gehen zelebrieren (Seite 70). Schulterblatt in die Außenspirale nach hinten außen drehen, nach unten gleiten lassen und dort parken. Der Oberarmkopf dreht leicht nach innen, wenn Ihr Arm nach vorne schwingt. Ihr rechter Arm hat so die Gelegenheit, sich mit jedem Armpendeln zu zentrieren.

Handtaschen mit langem Henkel helfen Ihnen, die Außenspirale des Schulterblattes zu stabilisieren. Dazu hängen Sie die Handtasche über die rechte Schulter, drehen Ihr Schulterblatt nach hinten außen und lassen es nach unten gleiten. Das Gewicht der Handtasche hilft Ihnen, das Schulterblatt hier zu parken. Der linke Arm schwingt locker vor und zurück.

◄ Kurzer Henkel in die linke Hand: Der freie Arm schwingt im Schultergelenk nach innen gedreht nach vorne. Das Schulterblatt bleibt zentriert.

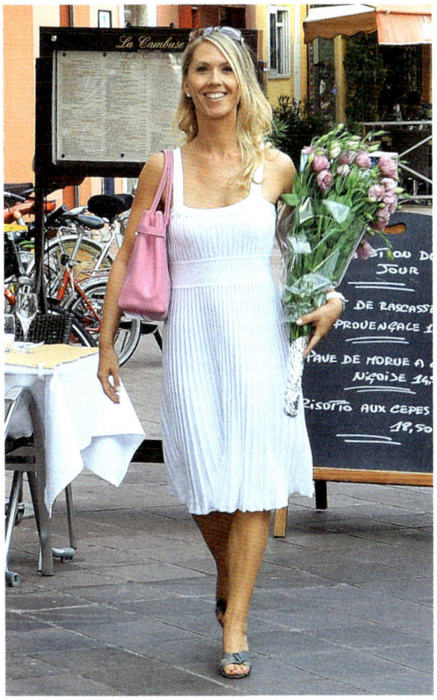

▲ Langer Henkel: Die Tasche hängt um die rechte Schulter. Das hilft, das rechte Schulterblatt nach hinten-außen-unten zu zentrieren.

wichtig

Schwere Einkaufstaschen tragen Sie besser auf der rechten Seite. Bei einer thorakal rechtskonvexen Skoliose besteht sonst die Gefahr, dass die Rippen links einsinken.

Sport – spiraldynamisch aktiv

Leben ohne Bewegung ist undenkbar. Bewegung steigert nachweislich das Wohlbefinden, sowohl das körperliche als auch das seelische. Ein aktiver Lebensstil wirkt sich vorbeugend auf die Gesundheit aus. Ausdauersport kräftigt das Herz-Kreislauf-System, und durch gleichförmige Bewegungen wird die Muskulatur sanft trainiert.

Mit den Übungen in diesem Buch haben Sie eine neue Bewegungsfreiheit erlangt oder sind auf dem besten Wege dazu. Sie haben gesehen, wie und wo Sie das Gelernte in den Alltag einbauen können. Jetzt gehen wir noch einen Schritt weiter und integrieren die Therapie in den Sport. Das mag am Anfang ungewohnt sein, besonders, weil wir uns beim Sport schneller bewegen wollen als bei den Übungen. Aber mit etwas Training geht's auch hier in großen Schritten zur Meisterschaft.

Besonders zu Beginn erleichtern langsame und bewusste Bewegungen die korrekte Ausführung. Machen Sie lieber kleine koordinierte Bewegungen statt große, aber unachtsam ausgeführte. Gerade am Anfang hilft eine gewisse Langsamkeit dabei, die Wahrnehmung für den eigenen Körper zu schärfen. So können Sie anfangs z. B. einfach schnell gehen, statt zu joggen. Erinnern Sie sich: Es geht darum, koordinierte Bewegungen zu erlernen.

Zum Thema Sport und Skoliose gibt es viele gutgemeinte medizinische Empfehlungen. Praxiserfahrungen und Langzeitverläufe zeigen, dass es wichtig ist herauszufinden, welche Sportart Ihnen oder Ihrem Kind in der momentanen Lebensphase Spaß macht. Zur alternierenden Rechts-links-Verschraubung des Brustkorbs sind viele Ausdauersportarten wie Joggen, Walking oder Kraulschwimmen besonders geeignet. Mit diesen Sportarten können Sie die konstruktive Beweglichkeit im Brustkorb erheblich steigern – richtige Bewegungsläufe mit eingebautem „Korrekturfaktor“ vorausgesetzt. Das darin enthaltene Herz-Kreislauf-Training ist ein willkommener Bonus für die Gesundheit. Nur wenige Sportarten wie Judo und Ringen, Turmspringen und Kunstturnen sind mit der Gefahr von axialen Stauchungen und Drehungen der Wirbelsäule verbunden und daher nicht empfehlenswert.

wichtig

Grundsätzlich gilt: Vermeiden Sie Überlastungen, speziell als Anfänger. Bei Beschwerden ist es ratsam, sofort aufzuhören. Treten stechende Schmerzen auf, übergehen Sie diese auf keinen Fall.

Tanz: dynamisch und ausdrucksstark

Beim Tanzen wird die Feinkoordination der Wirbelsäule differenziert trainiert – eine anatomisch korrekte dreidimensionale Anleitung vorausgesetzt. Der Raum mit seinen drei Dimensionen ist ein wichtiges Gestaltungs- und Bewegungselement für Tänzer, bei kaum einer anderen Sportart bewegen wir uns so frei im Raum. Tanz aller Art ist Bewegungskunst, verkörpert Eleganz und Leichtigkeit, Dynamik und Kraft. Kein Wunder, dass so viele Menschen eine Leidenschaft für das Tanzen entwickeln.

Viele Lernprozesse werden uns nicht automatisch bewusst, wir können sie uns aber bewusst machen. Wenn Sie Ihre Wahrnehmung auf Bewegungsqualität und Körperintelligenz richten, liegt Ihnen ein breites Bewegungsspektrum zu Füßen, dass Sie intuitiv erlernen werden. Bewusstsein bringt Qualität in die Bewegung und steigert die ästhetische Ausdruckskraft. Die daraus entstehenden Veränderungen sind nach innen erlebbar und nach außen sichtbar.

Tanz bedeutet vollen Körpereinsatz, alle Gliedmaßen sind in Bewegung. Die Füße bewegen sich rhythmisch durch den Raum, Arme und Hände funktionieren als Ausdrucksmittel. Freie Beweglichkeit der Gelenke, das richtige Timing, Kraft ohne Anstrengung und Selbstvergessenheit führen zu einem freien Bewegungsfluss. Langsam fließende Bewegungen sind besonders geeignet, einen koordinierten Bewegungsfluss zu trainieren. Stauchende Bewegungselemente, wie beispielsweise im Hip Hop, sind kontraproduktiv und beanspruchen die Gelenke oft über Gebühr.

Die richtige Seite betonen

Eine Thorakalskoliose macht beim Tanzen meist keine Probleme. Je nach Schweregrad ist die Drehbeweglichkeit des Brustkorbs etwas beeinträchtigt. Bei der häufigsten Form der rechtskonvexen thorakalen Skoliose betonen Sie aktiv die rechte Sprung- und Standbeinseite. Die bewusste Gegendrehung des Brustkorbs nach links steht im Vordergrund. Eine hochgradige Lumbalskoliose geht meist mit einer geringeren Beweglichkeit der Lenden-Becken-Hüftregion einher. Für Bewegungen, bei denen das Bein weit nach hinten gestreckt wird, z. B. im Ballett bei der Arabesque oder dem Grand Battement derrière, ist die Wirbelsäule nicht beweglich genug. Wenn Sie merken, dass Ihnen die Mobilität fehlt, forcieren Sie die Übungen nicht, sonst überlasten Sie Ihre Wirbelsäule.

Rumpfdrehungen üben Sie bitte rechts und links gewichtet. Bei einer rechtskonvexen Thorakalskoliose bevorzugen Sie die Brustkorbdrehung nach links. In Choreographien ist es oft nicht zu vermeiden, sich zu beiden Seiten zu drehen. Beachten Sie die Ausgleichsrotation dafür beim Aufwärmen umso mehr. Richten Sie Becken und Kopf auf, dadurch verlängern Sie den gesamten Rücken. Im Ballett beim Arbeiten an der Stange betonen Sie das rechte Standbein aktiv, das rechte Hüftbein bewegen Sie in die Außenspirale nach hinten-unten und nach außen. Der Oberkörper führt gleichzeitig eine Gegendrehung nach links aus.

wichtig

Wenn Sie den Oberkörper zur Seite neigen, denken Sie daran, die Seiten unterschiedlich zu bewegen.

Seitneigungen zu der dem Bogen entgegengesetzten Seite, bei rechts-thorakalen Skoliosen nach rechts, führen Sie im vollen Umfang durch. Drehen Sie vorher den Oberkörper minimal nach links und neigen Sie dann den Oberkörper nach rechts. Bei Seitneigungen, die der Bogenrichtung entsprechen, wachsen Sie lieber nach oben in die Länge, als dass sie weit zur Seite gehen. Bogenspannung aktiv halten, nicht passiv einknicken – damit würden Sie ungewollt den Brustwirbelsäulenbogen verstärken. Wenn bei Ihnen ein oberer Flachrücken besteht, achten Sie darauf, dass Sie den Brustkorb nicht zu weit nach vorne schieben.

Grundsätzlich machen übermäßige und einseitige Dehnungen die Wirbelsäule instabil. Um das zu vermeiden, führen Sie alle Bewegungen langsam und kontrolliert aus. So gelingt Ihnen die Koordination leichter als bei schnellen ruckartigen Bewegungen. Achten Sie bei Sprüngen auch darauf, dass Sie möglichst weich aufkommen. Am einfachsten gelingt das, indem Sie den Fuß sanft abrollen und im Knie weich federn. Erinnern Sie sich an die Innenspirale des Hüftbeins (siehe Seite 58)? Lassen Sie sie auf der Spielbeinseite während der Bewegung zu.

Je mehr Sie sich auf die koordinierte Art der Bewegung einlassen, desto müheloser, selbstverständlicher, dynamischer und ausdrucksstärker wird Ihr Tanz. Das sieht gut aus und macht auch mehr Spaß. Flexibilität, Stabilität, Bewegung und Dynamik – das ist Bewegungsintelligenz, und die ist erlernbar, spürbar und sichtbar.

Yoga: der Dreh mit Tradition

Die ganzheitliche Lehre des Yoga ist Teil der indischen Philosophie und verbindet geistige mit körperlichen Übungen. Beides gemeinsam hat zum Ziel, den Menschen ins Gleichgewicht zu bringen. Im Vordergrund des Hatha-Yoga stehen körperliche Übungen zur Verbesserung der Beweglichkeit und der inneren Stabilität. Die traditionellen Drehhaltungen entsprechen der dreidimensionalen Verschraubung des Oberkörpers. Sie fördern außerdem die Fähigkeit, die Wirbelsäule aufzurichten und in die Länge zu strecken.

Aufgepasst: Ein ungezieltes Beweglichkeitstraining birgt bei Skoliose immer die Gefahr einer Verschlechterung des Skoliosewinkels in sich. Wenn Sie im Sinne der dreidimensionalen Anatomie üben, setzen Sie das Beweglichkeitstraining immer konstruktiv, koordiniert und korrigierend ein. Bei einem Skoliosewinkel über 30 Grad führen Sie alle Übungen mit leichter bis mittlerer Intensität durch, meiden Sie extreme Stellungen und maximale Intensität. Dehnen Sie verkürzte Muskeln nie isoliert, das kann leicht zu Instabilität führen.

Üben Sie Rumpfdrehungen daher nicht rechts und links gleichwertig. Betonen Sie die Ausgleichsrotation, jene Drehung, bei der der Bogen gemildert wird. Dabei atmen Sie bewusst in die eingesunkenen Rumpfabschnitte. Skoliosen gehen oft mit einen oberen Flachrücken einher! Aufgepasst: Übungen wie Bogen, Fisch, Heuschrecke und Kobra verstärken diesen.

WISSEN

Intelligent gedreht

Eine aufrechte Wirbelsäule, bewegliche Rippen und Spannung in der Rückenmuskulatur gehören zur korrekten Ausführung des Drehsitzes unbedingt dazu. Die erste Rippe führt, eine nach der anderen folgen. Die Rippen der rechten Seite drehen unter dem Schulterblatt nach vorne. So trainieren Sie die Drehung der Wirbelsäule und die Beweglichkeit zwischen Rippen und Schulterblatt.

wichtig

Drehungen in die falsche Richtung – in die Richtung, die den Bogen verstärkt – sind ungünstig. In die richtige Richtung ebnen sie den Weg in neue Bewegungsfreiräume.

Modifizierter Yoga-Drehsitz

Der modifizierte Yoga-Drehsitz eignet sich, um die dreidimensionale Rumpfdrehung beim Gehen nachzustellen und zu optimieren. Mit dieser Übung wird die Standbeinphase des rechten Beins simuliert, ideal für die thorakal-rechtskonvexe Skoliose. Bei thorakal-linkskonvexer Skoliose führen Sie die Übung zur anderen Seite durch.

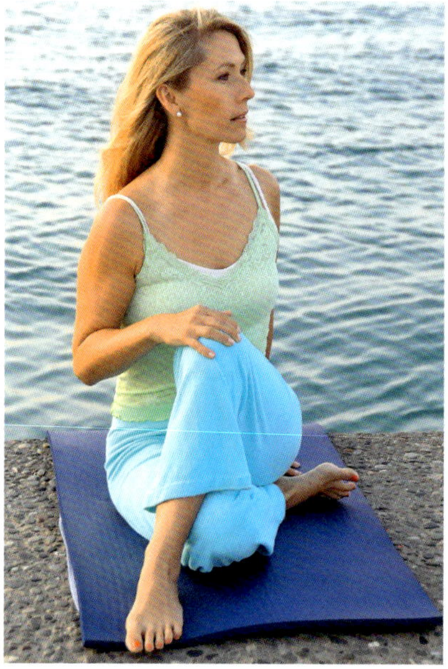

▲ Modifizierter Yoga-Drehsitz: Die rechten vorderen Rippen drehen nach vorne-oben, das rechte Schulterblatt nach hinten-außen und unten.

Die rechte Ferse liegt unter dem linken Sitzbeinhöcker, der rechte Sitzbeinhöcker ist im Boden verankert. Das rechte Hüftbein ist auf einer Außenspirale nach hinten-unten und außen, das linke Hüftbein auf einer Innenspirale nach vorne-oben und innen. Das rechte Schulterblatt parkt in der Außenspirale nach hinten-außen und nach unten. Die rechte Hand ruht auf dem linken Knie, die linke stützt am Boden auf, um die linken eingesunkenen Rippen zu spreizen. Bleiben Sie einige Atemzüge lang in dieser Position. Dann lösen Sie die Übung auf, dabei bremsen Sie den Rückweg, als ob Sie sich gegen einen Widerstand bewegen würden. Das langsame Loslassen beim Rückweg ist formgebend. Beim Drehsitz zur anderen Seite nach rechts betonen Sie mehr die Länge und weniger die Drehung.

Nordic Walking: Schritt für Schritt

Nordic Walking fördert in ähnlicher Weise wie das Joggen die Mobilität und gleichzeitig die Stabilisierung von Wirbelsäule und gesamtem Rumpf. Im Vergleich zum Joggen wird die Wirbelsäule hierbei weniger gestaucht, daher eignet sich diese Sportart auch für Menschen mit hochgradiger Skoliose. Ein weiterer Vorteil: Wenn Sie die Stöcke richtig einsetzen, bewegen Sie die Arme dabei mit großen und deutlichen Schwungbewegungen nach vorne, was dem Brustkorb den Impuls gibt, sich wohltuend zu entdrehen.

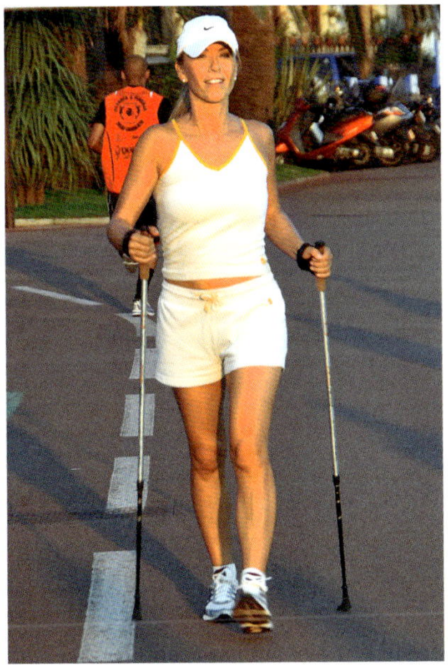

◄ Auf der Standbeinphase richtet sich das Becken auf und gleitet nach unten-außen. Der Oberkörper dreht zur Spielbeinseite.

Die so wichtige Streckung der Wirbelsäule in die Länge bewirken Sie aktiv, indem Sie Becken und Kopf aufrichten – den unteren Rücken nach unten und den Nacken nach oben verlängern. Zusätzlich können Sie diejenigen Wirbelsäulenabschnitte, die bei Ihnen besonders nach Streckung verlangen, direkt ansteuern, indem Sie Ihre Aufmerksamkeit gesondert auf diese Bereiche lenken. Von Vorteil ist beim Nordic Walking, dass Sie die Bewegungen nicht ganz so rasch wie beim schnelleren Laufen durchführen. So können Sie sich leichter auf einzelne Körperzonen konzentrieren.

Weiche, fließende Bewegungen

Die Koordination der gesamten Grundbewegung verläuft ähnlich wie beim Joggen (siehe Seite 104). Gehen Sie auch hier Schritt für Schritt vor. Machen Sie die Bewegung nicht ruckartig und eckig, sondern eher weich und fließend. Und lassen Sie sich mit dem Stock nicht dazu verführen, sich stark nach hinten abzudrücken, das ist auf Dauer eher ermüdend und kann verschiedene Muskelpartien über ein physiologisches Maß hinaus überfordern. Gegen einen kurzzeitigen intensiveren Stockeinsatz, um sich für den Rumpf einen deutlicheren Streckimpuls zu geben, ist nichts einzuwenden. Spielen Sie einfach kreativ mit Ihrem Körper und den unterschiedlichen Bewegungsmöglichkeiten. Das wird Ihre Wahrnehmung für Detailbewegung schulen und fördert den Spaß an der Sache.

Besondere Aufmerksamkeit dürfen Sie beim Nordic Walking den Hüften widmen. Beim Abstoßen sollte sich die Hüfte auf der Standbeinseite maximal strecken. Das erreichen Sie einerseits, indem Sie das Bein weit nach hinten in den Boden stemmen, ohne dabei das Knie zu beugen, und anderseits, indem Sie das Becken auf dieser Seite vermehrt aufrichten. Der Streckimpuls sollte als Dehnung in der Hüfte deutlich spürbar werden. Wieder können Sie die Bewegung Schritt für Schritt weiter werden lassen, so haben Sie ein ideales funktionelles Training.

Betont wird die Seite, auf der Sie ein vermehrtes Streckdefizit verspüren. Das ist bei thorakal-rechtskonvexer Skoliose meist die Standbeinseite rechts. Sie können dieses Streckgefühl noch intensivieren, indem Sie sich vorstellen, wie die Kugel des Oberschenkelkopfes sich wie ein Ball aus dem Körperinneren nach vorne in die Muskulatur der Leiste schiebt. Die Muskulatur fängt ihn sanft wie eine elastische Hängematte auf und dehnt sich dabei in die volle Länge aus.

Lenken Sie Ihre Aufmerksamkeit auch auf die stabilen Beinachsen und lassen Sie die lockeren Schultern nach unten sinken.

Ist der Arm hinter dem Körper in der Stützphase, dreht das Schulterblatt in die Außenspirale nach hinten-außen und unten. Die Stützphase am Stock mit der Armverschraubung ist ein gutes Koordinationstraining. Wichtig: Nicht zu stark nach hinten abdrücken.

Joggen: mobilisiert und stabilisiert

Das Joggen fördert die 3D-Aufrichtung der Wirbelsäule in besonderem Maße. Durch die großen Schwungbewegungen von Armen und Beinen wird der ganze Rumpf in spiralige Verschraubung zwischen Becken und Brustkorb geführt. Zudem hat die Wirbelsäule durch die kraftvolle Absprungbewegung bei jedem Schritt die Gelegenheit, sich voll aufzurichten, um damit die Stauchungskräfte bei der Landung elastisch abzufangen. Führen Sie beides sehr bewusst und gut koordiniert durch. Sie trainieren so die wichtige Elastizität des Körpers, ein Meilenstein in der Entwicklung des Körperbewusstbeins. Die Ausdauer und damit Herz und Kreislauf werden gestärkt.

Erste und wichtigste Voraussetzung für ein gesundes Laufen sind die gut geschulte Koordination des Rumpfes und gerade Beinachsen. Bei thorakalrechtskonvexer Skoliose betonen Sie die Standbeinseite rechts. Diese Standbeinseite muss gut verlängerbar und in die richtige Richtung rotierbar sein! Nur so ist Joggen mit Skoliose therapeutisch sicher und wirksam.

wichtig

Achten Sie beim Laufen darauf, dass die Rippen links während der Landungsphase mit dem linken Bein nicht kollabieren. Die Wirbelsäule bleibt lang.

Durch die spiraldynamischen Bewegungsprinzipien wird der Rumpf umfassend dreidimensional mobilisiert und gleichzeitig in die Länge stabilisiert. Spüren Sie genau in sich hinein: Es findet eine Art dreidimensionaler Massage für die inneren Organe statt. Die Beckenschaufel bewegt sich auf ihrem Weg in die Außenspirale nach hinten-unten und außen, der Brustkorb macht die Gegendrehung nach vorne-oben und innen. Herz, Lunge und die Organe des Bauchraums werden dreidimensional und rhythmisch mitbewegt. Die Massage bringt den Darm auf Trapp und fördert so die Verdauung.

Langsam beginnen

Beginnen Sie ganz locker und leicht. Setzen Sie zuerst die Schritte eher klein, sorgen Sie dafür, dass sich Ihr Körper langsam an die Bewegung des Laufens gewöhnen kann. Sie können sich nicht auf einmal auf alle wichtigen Körperzonen konzentrieren, daher: alles schön der Reihe nach, bis Sie nach und nach jeden Bereich in die Gesamtbewegung einfügen können.

Spüren Sie zuerst, wie ihr Körper mit jedem Schritt eine Auf- und Abbewegung macht. Die Aufwärtsbewegung nutzen Sie, um die Wirbelsäule zu strecken. Richten Sie dabei Ihr Becken

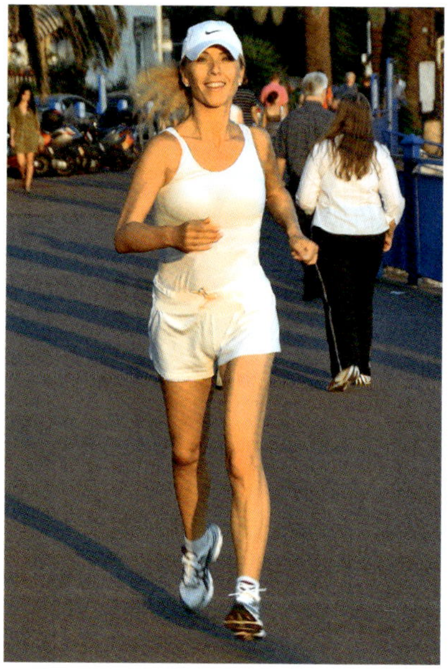

▼ Das Becken dreht abwechselnd nach rechts und links, der Oberkörper reagiert mit einer Gegendrehbewegung.

leicht auf, damit die Lendenwirbelsäule einen Aufrichteimpuls erhält. Dann richten Sie den Kopf auf. Spüren Sie die Länge, die im Nacken entsteht? Beim Landen gibt die Verlängerung der Wirbelsäule elastisch etwas nach, aber nur so viel, dass ein ganz weiches Gefühl von „Auffangen“ oder „Abfedern“ im Rumpf entsteht. Die Wirbelsäule darf nicht einsinken oder gar einknicken und kollabieren. Das Gefühl von Länge und Aufrichtung bleibt bestehen.

Als Nächstes konzentrieren Sie sich auf die Laufbewegung beider Beine. Das Bein, mit dem Ihr Fuß Kontakt zum Boden hat, ist das Standbein, obwohl es in diesem Fall nur sehr kurze Zeit auf dem Boden “steht”. Umso wichtiger ist es, dass in dieser kurzen Zeit die volle Stabilität vom Fuß über die Beinachse und die gesamten Rumpfseite bis hin zum Kopf bestehen bleibt.

wichtig

Halten Sie Ihre Ferse in gerader Stellung. Das bedeutet, die Ferse knickt nicht nach innen ein, sondern wird fühlbar auf ihrer äußeren Hälfte belastet.

Auch die Beinachse darf nicht einknicken, sonst entsteht ein X-Bein. Die Kniescheibe schaut immer geradeaus, dazu drehen Sie den Oberschenkel leicht nach außen. Bleiben die Beinachsen unter Belastung spürbar stabil, konzentrieren Sie sich als Nächstes auf Ihr Becken, genauer gesagt: auf eine Beckenhälfte. Die Beckenschaufel der rechten Standbeinseite richtet sich auf. Schritt für Schritt ein wenig mehr!

Sie haben die Wahl

Jetzt können Sie wählen: Sie können nun das Gefühl für die Beckenschaufel der Standbeinseite rechts entwickeln, indem Sie diese seitlich nach unten in Richtung Boden ziehen. Das streckt die Lendenwirbelsäule seitlich und dehnt dabei genüsslich die Bogeninnenseite auf. Nehmen Sie auch Ihren Beckenboden dabei zu Hilfe: Der Sitzbeinhöcker der Standbeinseite wird nach innen in Richtung Zentrum gezogen.

Sie könnten die Konzentration auch auf die spielbeinseitige Beckenschaufel links legen, sie geht bei der Bewegung logischerweise nach oben und unterstützt das Bein in seiner Schwungbewegung durch die Luft. Der Effekt für die Lendenwirbelsäule ist genau der gleiche, nur das Gefühl für die Bewegung ist etwas anders.

Die dritte Dimension der Beckenbewegung ist die Rotation. Wahlweise beobachten Sie mit dem inneren Auge, wie die Beckenhälfte der Standbeinseite nach hinten rotiert. Oder Sie legen Ihre Aufmerksamkeit auf die Spielbeinseite: Hier dreht sich das Becken analog umgekehrt nach vorne. Dabei entdrehen die Wirbelkörper aus ihrer Fehlstellung. Entdecken Sie alle drei Dimensionen der Bewegung als eigene Richtungen. Spüren Sie, wie alle drei Bestandteile zu einer komplexen Bewegung zusammenfinden.

Schwung für den Brustkorb

Genießen Sie die Beweglichkeit, lassen Sie die Bewegung zu! Die oberen Rippen gehen zunächst weit in die Rotation. Die Arme und der Schultergürtel bieten dafür ihre Schwungmasse als Unterstützung an. Die Rippen müssen eigentlich nur noch folgen. Wichtig ist: Ziehen Sie Ihre Schultern niemals hoch, wenn die Rippen nach vorne drehen! Die Schultern bleiben einfach locker auf dem Brustkorb abgelegt.

Gelingt Ihnen das lockere Rotieren in den oberen Rippen, kommt die nächste Bewegung dazu. Die Rippen rotieren auf der Standbeinseite nicht nur nach vorne, sondern heben sich dabei vorne auch noch etwas an. Gehen Sie dafür mit Ihrer Aufmerksamkeit auf die obere Rippe, etwa drei Zentimeter unterhalb des Schlüsselbeins, und stellen Sie sich vor, Sie würden einen Tischtennisball nach vorne-oben kicken. Fangen Sie langsam an und steigern Sie sich schließlich. Bei jedem Schritt geben Sie Ihrem imaginären Tischtennisball einen kleinen Kick – das ist eine häufige und schnelle Bewegung und besonders gut für Kyphoskoliosen geeignet.

Es gilt, die richtige Körperseite zu betonen. Immer wieder ist es die Standbeinseite, die sich stabilisierend in die Höhe schraubt. Hier ist das Becken in die Außenspirale gedreht, gehen die Rippen genau in die Gegenrichtung und entdrehen dabei die Brustwirbelsäule. Über die Ausrichtung und Drehrichtungen der Knochen findet

WISSEN

Streckung für die Hüfte

Der kräftige Pomuskel auf der Standbeinseite zieht das Hüftgelenk in die Streckung. Durch diese Kraft und den Schwung des Gehens richtet sich das Becken auf. Durch die Aufrichtung wird es nach unten gezogen und nach hinten gedreht. Dies ist ein wunderbarer Ausgleich für den Lumbalbogen. Der Oberkörper dreht in Richtung Spielbein und bildet den Ausgleich für den Brustwirbelsäulenbogen.

der Körper ins Lot zurück, nicht durch alleinige Muskelkraft. Das ist zunächst anspruchsvoll, macht das Laufen aber interessant, vermittelt Ihnen ungeahnte Leichtigkeit und eine mobile und gleichzeitig stabile Wirbelsäule.

Laufen mit ausgeprägter Skoliose

Läufer mit leichter Skoliose können ihren Joggingfreuden voll frönen. Für Läufer mit hochgradiger Skoliose ist der Laufsport nur bedingt empfehlenswert. Da beim Abstoßen und Landen Kräfte senkrecht auf den Körper einwirken, wird die Wirbelsäule gestaucht, was bei einem ausgeprägten Bogen ungünstig ist. Mit Umsicht können Sie dem entgegenwirken: Laufen Sie nur so schnell, wie Sie dem Einknicken in den Seitbogen Schritt für Schritt aktiv entgegenwirken können.

Schwimmen: Zug um Zug

Schwimmen ist eine hervorragende Möglichkeit, um den Körper und dessen Bewegungsfreiheit unter fast schwerelosen Bedingungen zu trainieren. Das Wasser gibt der Bewegung einen dosierten Widerstand, den Sie umso mehr spüren, je schneller Sie schwimmen. Bewegungen werden eher lockerer durchgeführt als bei Sportarten „an Land“.

Grundsätzlich sind alle Schwimmstile gut und gesund für den Körper. Bedingung dafür ist jedoch, dass Sie die Bewegungen wirklich korrekt ausführen. Beim Brustschwimmen beispielsweise ist es wichtig, im Nacken und in der Lendenwirbelsäule nicht einzuknicken. Halten Sie in beiden Bereichen bewusst die Länge aufrecht.

Das Brustschwimmen ist eine symmetrisch Bewegung. In Bezug auf die Skoliose ist das Kraulschwimmen günstiger, denn dabei ergeben sich Möglichkeiten für ein asymmetrisches Training der Wirbelsäule. Die rhythmische Bewegung der Arme überträgt sich günstig auf den Brustkorb. Das lässt sich nutzen.

Hauptakteure beim Kraulschwimmen: die Arme

Um mit diesem Schwimmstil die Koordination zu schulen und alle Brustkorbabschnitte zu mobilisieren, ist es von Vorteil, wenn Sie die Technik des Kraulens beherrschen. Falls nicht, lassen Sie sich von einem Schwimmprofi oder Lehrer instruieren. So können Sie sich gut auf spezielle Details konzentrieren und diese Schritt für Schritt umsetzen. Der Einfachheit halber wird die Bewegung anhand der thorakal-rechtskonvexen Skoliose dargestellt.

Im ersten Schritt verlängern Sie den linken Arm in der Streckbewegung besonders weit nach vorne, um die seitlich verkürzte linke Brustkorbseite zu weiten. Wichtig ist, dass die Bewegung nicht bis in die Lendenwirbelsäule übergeht und auch diese seitlich öffnet, denn das würde den Bogen dort vergrößern. Halten Sie die Lendenwirbelsäule vom Becken aus stabil in ihrer Länge und Aufrichtung. In der Zugphase links „ziehen“ Sie den Arm mit einer Drehbewegung der linken Brustkorbhälfte nach hinten. In der Zugphase rechts „holen“ Sie den Arm durch Annäherung der Rippen zur Hand. So können Sie Zug für Zug die Koordination von Arm und Brustkorb erweitern und nach vorne fließen lassen.

Der Oberkörper rotiert

Hinzu kommt nun die spiralige Verschraubung des Brustkorbs. Wenn der rechte Arm eintaucht, dreht gleich-

WISSEN

Bewegen ohne Schwerkraft

Die hohe Bewegungsfreiheit und die fehlende Schwerkraft ist Chance und Herausforderung zugleich: Immer, wenn es um gezielte Koordination einzelner Körperteile geht, fehlt uns im Wasser der Anhaltspunkt, wie weit eine Bewegung ausgeführt werden kann und wo sie enden sollte. Das gilt im Besonderen für die Aufrichtung des Beckens und die Streckung in den Hüftgelenken. Oft weichen wir im Wasser ins Hohlkreuz aus und nutzen die Hüftstreckung nicht voll aus.

zeitig die rechte Oberkörperhälfte nach vorne, was die skoliotische Form der Wirbelsäule entdreht. Führen Sie diese Rotation sehr groß und deutlich durch! Die Verschraubung auf der anderen Seite beim Zug mit dem linken Arm führen Sie wieder nur sehr leicht bis gar nicht durch, um die Verdrehung der Brustwirbelsäule nicht weiter zu unterstützen. Bei modernen Varianten des Kraulschwimmens – beispielsweise der „Total Immersion“ Technik – wird der gesamte Rumpf gedreht. Das Prinzip „links ziehen“ und „rechts holen“ bleibt dabei unangetastet. Die Beine schlagen beim Kraulen in einem gleichmäßigen ununterbrochenen Rhythmus, beispielsweise mit drei abwechselnden Schlägen pro Armzug. Betonen Sie die Streckung in den Hüftgelenken und beachten Sie unbedingt, dass das Becken während des Schwimmens kontinuierlich gut aufgerichtet bleibt! Wichtiger als eine hohe Schwimmgeschwindigkeit und viel Muskelkraft ist die korrekte Abfolge der Bewegungen, dabei helfen kurze Schwimmflossen. Sie ermöglichen es, die Aufmerksamkeit auf die Arme und den Rumpf zu legen, um mühelos vorwärts zu kommen. Nehmen Sie sich Zeit für jede einzelne Phase und setzen Sie die Phasen dann zu einem gesamten Bewegungsmuster zusammen. Dann fühlen Sie sich wie ein Delfin im Wasser!

Stichwortverzeichnis

Literaturverzeichnis

Heel, Christian: **Laufen: Rhythmus und Bewegung** – unser Körper in Schwingung, Zeitung für Physiotherapeuten Jg.56 (2004) Ausg.12

Hüter-Becker, Antje: **Das neue Denkmodell in der Physiotherapie.** Band 1, Bewegungssystem, Thieme 2006

Larsen, Christian: **Spiraldynamik:** Die zwölf Grade der Freiheit, Via nova 2007

Larsen, Christian: **Spiraldynamik: Dreidimensionale Atemtherapie**, Zeitung für Physiotherapeuten, Jg. 53 (2001) 7. Ausg.

Larsen, Christian: **Spiraldynamik: Beweglicher Brustkorb / Starke Schultern / Vitales Becken / Freie Hüften / Starke Schultern / Aufrechter Nacken / Stabiles Kreuz**, Trias 2010

Lehnert-Schroth, Christa: **Dreidimensionale Skoliose Behandlung**, Gustav Fischer 2007

Simmel, Liane: **Tanzmedizin in der Praxis**, Henschel 2009

Weiß, Hans-Rudolf: **Ich habe Skoliose**, Pflaum 2009

Weiß, Hans-Rudolf/Rigo, Manuel: **Befundgerechte Physiotherapie bei Skoliose**, Pflaum 2006

… mehr Spiraldynamik®

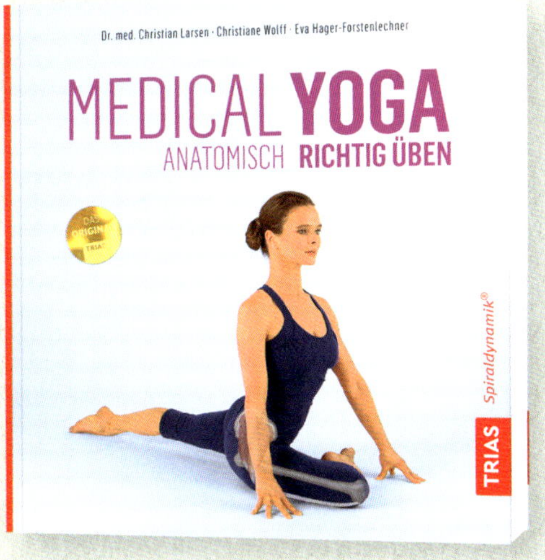

Christian Larsen
Medical Yoga
ISBN 978 3 432 10767 7

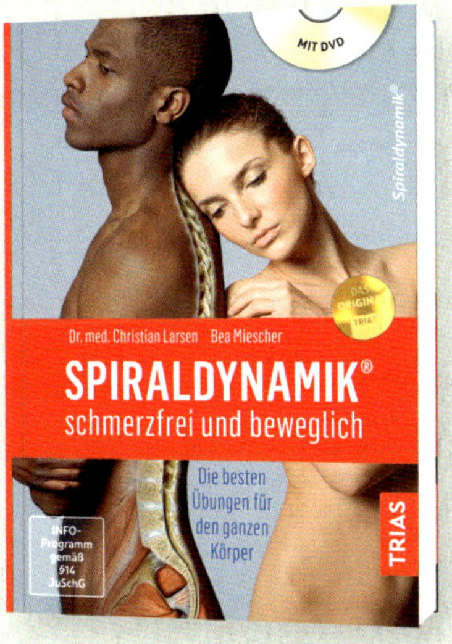

Christian Larsen/Bea Mischer
Spiraldynamik® – schmerzfrei und beweglich
ISBN 978 3 432 11110 0

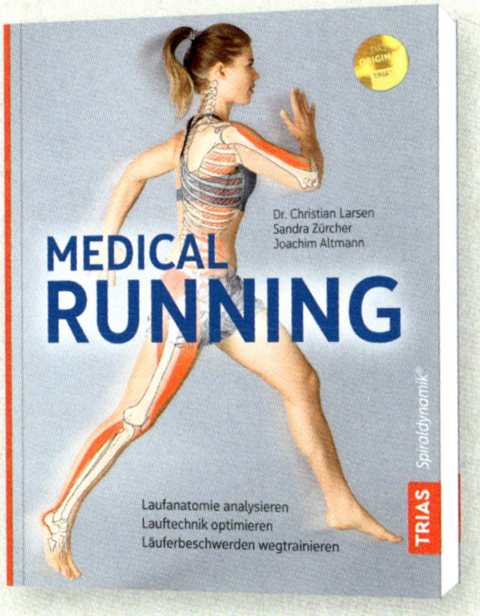

Larsen/Zürcher/Altmann
Medical Running
ISBN 978 3 432 10584 0

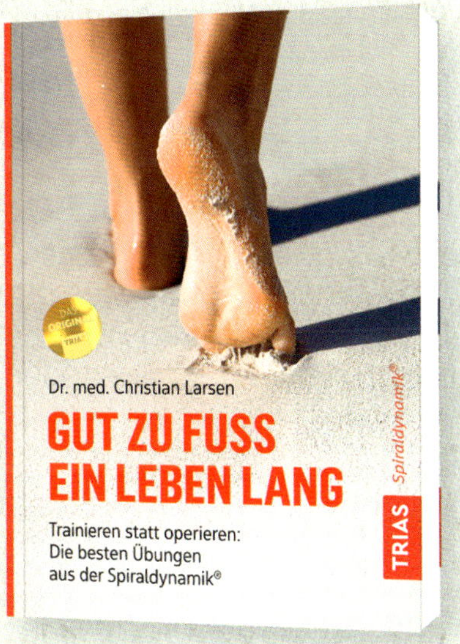

Christian Larsen
Gut zu Fuss ein Leben lang
ISBN 978 3 432 10910 7

TRIAS

Bequem bestellen über
shop.thieme.de
versandkostenfrei
innerhalb Deutschlands

Alle Titel auch als E-Book

Stand 9/2024

Spiraldynamik Med Center Zürich

Ort:
Dr.med. Christian Larsen
Med Center Zürich
Privatklinik Bethanien
Restelbergstr. 27
8044 Zürich
www.spiraldynamik.com

Arzt:
Umfassende funktionelle Skoliose-Diagnostik:
- Medizinische Skoliose-Abklärung: Klinik, Röntgen, bei Bedarf MRI
- Funktionelle segmentale Wirbelsäulenmessung Computer gestützt
- Zweitmeinung zu Korsett und Operationsindikation

Therapie:
- Spezialisierte Physiotherapie in Einzelarbeit
- 3D-Stretchmassage
- Aktive Trainingstherapie
- Begleitende Schmerztherapie bei Bedarf

Kurse:
- Wochenendkurse mit Spezialthemen, Becken, Brustkorb usw.
- laufende Kurse in Stretching und Lauftraining

Kursangebot „Skoliose“ für Patienten

Zielgruppe:
- Ab 12 Jahren mit Skoliosewinkel ab 15 – 20 Grad. (Arztbefund und Röntgenbilder bitte mitbringen)

Zielsetzung:
- Vermittlung individuell abgestimmter Übungen
- Selbständige Integration der Skoliosetherapie in Alltag und Sport

Kursinhalte:
- Einführung in die Anatomie der Skoliose
- Definition des individuellen Skoliosetyps
- die wichtigsten Übungen und neue Bewegungsmuster
- Integration in den Alltag und individuelles Training
- Vermittlung von Körperbewußtsein und Koordination

Methodik:
- Theoretische Einführung
- Eins-zu-eins-Therapie dank paralleler Ausbildung mit Therapeuten
- Video-gestützte Bewegungsanalyse

Kursangebot „Skoliose“ für Therapeuten

Zielgruppe:
- Physio- und Ergotherapeuten, Ärzte
- Voraussetzungen: mindestens Spiraldynamik Lehrgang Basic Med

Ort und Dauer:
- Spiraldynamik Akademie Zürich
- 5 Tage

Leitung:
Spiraldynamik-Dozenten, Skoliose-Fachkräfte mit Spiraldynamikausbildung

Kursinhalte:
- Vermittlung theoretischer und praktischer Inhalte
- Befundaufnahme, Messverfahren (Cobb-Winkel-Ausmessung, Skoliometer, Plurimeter)
- Differenzierung und Analyse der einzelnen Skoliosearten
- Mobilisationstechniken von Stamm, Wirbelsäule und Brustkorb
- 3D-Anatomie in der Dynamik in Bezug auf Skoliosetherapie
- Basis- und Folge-Übungen, weiterführende Kräftigungstherapie
- Miniteaching für Weiterentwicklung der praktischen Vermittlungskompetenz

Methodik:
- Skoliose-Patienten nehmen an Modulen der Kurse teil und stellen sich für die praktischen Umsetzungssequenzen zur Verfügung. Kursteilnehmer können eigene Patienten mitnehmen (siehe Kursangebot für Patienten)
- Video-gestützte Gangbildanalyse

Praxis München

Ort:
Praxis für Naturheilkunde und Physiotherapie
Karin Rosmann-Reif
Blumenstr. 1
80331 München

Physiotherapie:
Spezialisierung auf Spiraldynamik Skoliosetherapie
- ausführliche Befunderhebung und Verlaufskontrolle
- Videoanalyse des Gangbildes
- 50 Minuten Termine
- Einzelbehandlung:
- in der Physiotherapiepraxis
- außerhalb der Praxis bei individuellem Sporttraining
- Arbeitsplatz-Analyse (Ergodynamik)
- passive 3D-Mobilisierungstechniken
- Alltagsintegration

Naturheilkunde:
- klassische Naturheilkunde in der Gesundheitsvorsorge
- Komplexmittel-Homöopathie
- Anklitz-Diagnose mit Schüßlersalz-Therapie
- Ausleitungsverfahren
- Eigenbluttherapie
- Ohrakupunktur
- Pulsierende Schröpfkopftherapie

Bibliografische Information der Deutschen Nationalbibliothek
Die Deutsche Nationalbibliothek verzeichnet diese Publikation in der Deutschen Nationalbibliografie; detaillierte bibliografische Daten sind im Internet über http://dnb.d-nb.de abrufbar.

Programmplanung: Celestina Filbrandt

Redaktion: Frauke Bahle, Karlsruhe
Bildredaktion: Christoph Frick

Covergestaltung: © Thieme
Layout: CYCLUS · Visuelle Kommunikation, Stuttgart

Bildnachweis:
Covermotiv und Bild S. 3: Übungsfoto: © Thieme/ Claudia Larsen; Hintergrund: © Washdog/stock. adobe.com
People-Fotos: Claudia People-Fotos: Claudia Larsen, Männedorf/Schweiz
Foto S. 12: © fusebulb/stock.adobe.com;
Foto S. 13: © Africa Studio/stock.adobe.com
Zeichnungen: Holger Vanselow, Stuttgart

4. Auflage 2025

TRIAS Verlag in Georg Thieme Verlag KG
Oswald-Hesse-Straße 50, 70469 Stuttgart, Germany
www.trias-verlag.de

© 3. Auflage 2019 TRIAS Verlag in Georg Thieme Verlag KG, ein Unternehmen der Thieme Gruppe, Rüdigerstraße 14, 70469 Stuttgart
© 1.–2. Auflage 2011, 2015 TRIAS Verlag in MVS Me-dizinverlage Stuttgart GmbH & Co. KG, Oswald-Hesse-Straße 50, 70469 Stuttgart

Printed in Germany
Satz: Cyclus · Media Produktion, Stuttgart
Druck: AZ Druck und Datentechnik GmbH, Kempten

Gedruckt auf chlorfrei gebleichtem Papier

ISBN 978-3-432-12003-4 1 2 3 4 5 6

Auch erhältlich als E-Book:
eISBN (ePub) 978-3-432-12004-1

FSC MIX Papier | Fördert gute Waldnutzung FSC® C008457

Liebe Leserin, lieber Leser,
Sie halten ein Buch mit der Kennzeichnung „Das Original von TRIAS" in den Händen – und fragen sich vielleicht, was das bedeutet?

Der TRIAS Verlag legt großen Wert darauf, gemeinsam mit seinen Autorinnen und Autoren „Original-Methoden" zu entwickeln, die einzigartig sind und die von uns erstmals publiziert werden. Unsere Autorinnen und Autoren arbeiten kontinuierlich an diesen speziell für unseren Verlag entwickelten Inhalten und der Erweiterung dieser „Original-Methode".

Mit unseren „Original-Methoden"-Büchern liegen Sie immer richtig – es sind allesamt Erfolgstitel im TRIAS Programm. Für das Vertrauen, das Sie uns schenken, bedanken wir uns bei dieser Gelegenheit sehr herzlich.

Thieme Publikationen streben nach einer fachlich korrekten und unmissverständlichen Sprache. Dabei lehnt Thieme jeden Sprachgebrauch ab, der Menschen beleidigt oder diskriminiert, beispielsweise aufgrund einer Herkunft, Behinderung oder eines Geschlechts. Thieme wendet sich zudem gleichermaßen an Menschen jeder Geschlechtsidentität. Die Thieme Rechtschreibkonvention nennt Autor*innen mittlerweile konkrete Beispiele, wie sie alle Lesenden gleichberechtigt ansprechen können. Die Ansprache aller Menschen ist ausdrücklich auch dort intendiert, wo im Text (etwa aus Gründen der Leseleichtigkeit, des Text-Umfangs oder des situativen Stil-Empfindens) z.B. nur ein generisches Maskulinum verwendet wird.

Liebe Leserin, lieber Leser,

hat Ihnen dieses Buch weitergeholfen? Für Anregungen, Kritik, aber auch für Lob sind wir offen. So können wir in Zukunft noch besser auf Ihre Wünsche eingehen. Schreiben Sie uns, denn Ihre Meinung zählt!

Ihr TRIAS Verlag

https://kundenservice.thieme.de | Lektorat TRIAS Verlag, Postfach 30 05 04, 70445 Stuttgart

/trias.tut.mir.gut /trias_verlag /triasverlag www.trias-verlag.de/newsletter

Unsere Umwelt ist uns wichtig!
Papier aus nachhaltigen und kontrollierten Quellen
Druck in Deutschland mit kurzen Lieferwegen
Druckereien mit hohen Ansprüchen an Ökologie

TRIAS, einer der führenden Ratgeberverlage im Bereich Gesundheit, gehört zur Thieme Gruppe, marktführender Anbieter medizinischer Fachinformationen und Services. Anspruch der Thieme Gruppe ist es, den im Gesundheitswesen tätigen Berufsgruppen sowie allen an Gesundheit Interessierten genau die Informationen und Angebote bereitzustellen, die sie in einer bestimmten Arbeitssituation oder Lebensphase benötigen. Durch die hohe Qualität und zielgruppenspezifische Relevanz der angebotenen Leistungen bereitet Thieme den Weg für eine bessere Medizin und mehr Gesundheit im Leben.

Thieme